腰痛、膝蓋痛≠要開刀？

PRP增生療法醫師 教你 重啟超人的修復力

【最新增訂版】

台灣PRP增生療法引航人

王偉全 醫師 ——— 著

Contents 目錄

【推薦序 1】增生療法在治療肌肉、骨骼、神經疼痛或病變，有其不可忽略的價值／王亭貴—12

【推薦序 2】探索復健醫學的新境界／呂政翰—13

【推薦序 3】以自然無害的方法，幫助病人脫離病痛，走向療癒之路／汪作良—14

【推薦序 4】掌控身體結構、化學及情緒的穩定性，有效終結疼痛／吳其穎—16

【推薦序 5】跨越國界積極學習，掌握根除疼痛核心中的核心／林敬熹—17

【推薦序 6】與國際接軌，肌肉、骨骼及神經的新醫學／周正亮—18

【推薦序 7】逆轉疼痛九個層次治療的新思維／林頌凱—19

【推薦序 8】改變肌肉骨骼疼痛的重量級療法／林家弘—21

【推薦序 9】跨領域學習！為患者找出終結疼痛最佳的策略／洪雅琦—22

【推薦序 10】從結構處理疼痛的創新高端技術／蔡忠憲—23

【作 者 序】重啟人體的修復力／王偉全—24

PRP 增生療法診療案例 & 心得分享

【PRP 增生療法診療案例 1】嚴重型膝關節退化性關節炎—27

【PRP 增生療法診療案例 2】電腦手—28

【PRP 增生療法診療心得分享 1】「神經解套注射」終結運動傷害—29

【PRP 增生療法診療心得分享 2】「隱神經解套注射」解除膝痛疼痛—30

【PRP 增生療法診療心得分享 3】精準注射痛點，立即緩解八成腰痛—31

PRP 增生療法常見問題 Q&A

Q1：什麼是增生療法？— 32

Q2：增生療法的治療原理？— 32

Q3：增生療法使用的成分為何？— 33

Q4：增生療法治療前的注意事項？— 33

Q5：增生療法治療後的注意事項？— 33

Q6：增生療法的治療次數？— 34

Q7：增生療法有沒有什麼副作用？— 35

Q8：增生療法適合哪些病症？— 35

Q9：除了增生療法，醫師還說他打了「神經增生療法」，那是什麼？— 35

Q10：為什麼醫師連我的疤痕也注射？— 36

Part ① 我的生命歷程

第一時期：從四肢癱瘓到復健科醫師！—「別讓你的苦白受了」— 38

● 車禍經歷四肢癱瘓與復健，到成為復健科醫師 — 38

● 在嘉榮分院服務時，致力發展「增生療法」— 41

第二時期：不可思議的旅程！—我與增生療法— 43

● 向大師致敬：勝讀十年書— 43

● 增生療法的最終試驗：墨西哥義診— 46

第三時期：「增生療法醫師」不一樣！—接觸各種新療法，注入 LOVE ！— 49

●「增生療法醫師」不一樣！以愛注射— 49

● 受過訓練的再生注射療法醫師 vs 未受過訓練的打葡萄糖 /PRP 醫師— 50

● PRP 增生療法→主要治療的症狀— 51

Part ② 為什麼我的痛不會好？「觀念篇」

觀念一：不穩定當然不會好！—不會好的終極原因：結構性、化學性、情緒性—54

● 「痛」是什麼？— 54
● 結構性、化學性及情緒性穩定，是「健康金三角」！— 57
● 「病來如山倒，病去如抽絲」為什麼病那麼難好？— 58
● 「為什麼發炎到現在還不好？」— 60

觀念二：糾結於影像診斷當然不會好！—膝蓋痛都是「膝退化性關節炎」？肩膀痛都是「旋轉袖肌腱撕裂傷」？腰痛都是「骨刺」或「椎間盤突出」？—61

● 疼痛和你想的不一樣，痛≠傷！— 61
● 膝退化性關節炎疼痛程度與嚴重度無關？！— 64
● 肩膀「旋轉袖肌腱撕裂傷」，趕緊復健吧！— 66

觀念三：找不到原因當然不會好！—歸組壞了了？—不如做個全身評估吧！談「SFMA精選功能性動作評估」—67

● 全身痛，找不到原因？— 67
● 「SFMA精選功能性動作評估」— 68
● 找出問題，然後呢？— 69
● 「關節卡卡」和「動作控制異常」的差別！— 70

觀念四：骨盆歪斜當然不會好！—腰痛85%找不出原因？從骨病學診斷「機械性下背痛」—72

● 命運多舛的腰椎第五節，髂腰韌帶是保命繩—72
● 「骨病學」是脊椎生物力學處理「腰薦髂複合體」的專家！—73
● 每天清理你的「骨盆時鐘」，想腰痛也難！—76
● 「疼痛最有效的治療是運動！」腰痛的終極療程—77

觀念五：**轉移痛沒找到根源當然不會好！**—轉移痛都是壓到神經？還有多少「痛 -tome」？— 79

- 最有名的轉移痛：皮節（dermatome）— 79
- 還有多少「痛 -tome」？— 80

觀念六：**修復不完全當然不會好！**—給運動員「通行證」！談「運動傷害」— 85

- 「給選手通行證，而非禁足令！」：教練的煩惱「每次看醫生，就叫選手休息」？— 85
- 運動員是非常適合「再生性注射」的！— 86

Part 3 為什麼我的痛不會好？「尋求專業協助篇」

協助一：**肌腱韌帶受傷當然不會好！**—網球肘打了類固醇，復發率七成！治療有新招「增生療法」！— 88

- 「網球肘」不要再打類固醇了！— 88
- 為什麼要注射肌腱韌帶？— 89

協助二：**神經發炎、纏繞當然不會好！**—媽媽手不只是肌腱炎？膝蓋痛是神經炎？腕隧道症候群可以用「神經解套注射」打通？— 91

- 穿過筋膜的神經就像「轉彎處的少女」！— 91
- 什麼是「神經解套注射」？— 92
- 「總算放鬆了！」皮神經是緊繃感的來源？— 94
- 哪些神經可以做「神經解套注射」？— 94
- 再配合「神經鬆動術」效果加乘— 95
- 多年的「腕隧道症候群」好了！揭露真面目！— 96
- 大魔王：你的「腕隧道症候群」不見得是真的是腕隧道症候群！— 97

協助三：**關節囊沾黏當然不會好！**—教科書說「五十肩"2年"會自己好」，我才不要等2年，該怎麼辦？— 100

● 治療五十肩，「鬆動術」是關鍵！—100
● 什麼是「假性五十肩」？—101

協助四：粒線體沒電當然不會好！—「醫師，我的身體像花謝了一樣！」，粒線體治療三招：靜脈雷射、營養、臭氧治療—104
● 「醫師，我的身體像花謝了一樣！」身體的能量工廠：粒線體！—104
● 粒腺體與慢性疼痛的關聯—105

協助五：台灣「再生注射療法」的新興治療展望—臭氧、細胞製劑—109
● 細胞製劑—109
● 「臭氧增生療法」治怪病—110
● 為什麼會有慢性疼痛？—111

協助六：我們該用什麼態度看待「輔助及另類療法」？—百花齊放的「自然醫學」世界—113
● 「輔助及另類療法」最大的好處是什麼？—113
● 療法沒有另不另類，只有「有沒有效」、「適不適合」—114
● 「輔助及另類療法」也是需要專業訓練的！—115
● 遇到意見相左怎麼辦？醫療界應「創造共贏」—121
● 「輔助及另類療法」無法取代傳統治療！如何選擇適合的自然療法醫師？—123

Part ④ 為什麼我的痛不會好？「運動營養篇」

運動一：運動黑白做，當然不會好！—你隨口問一句「我該做什麼運動？」，但其實「運動治療」需要專業的評估和指導！—126
● 「關節地圖」找回你的動作多樣性！—126
● 骨盆前傾不是腰痛主因！運動首重多樣性！—127
● 肩膀失能？「抖肩舞」加「奇異博士運動」活化失能的肩胛骨！—129
● 「疼痛最有效的治療是運動！」肩痛的終極療程—132

運動二：姿勢動作不正確當然不會好！—人體充滿代償！從「弱連結」談現在最夯的「矯正性運動」、「動作控制訓練」— 133

- 從啤酒屋的女服務生看什麼是「動作控制」？硬體 vs 軟體— 133
- 有八塊腹肌就是有核心嗎？「動作控制訓練」要多久才會有效？— 134
- 我可以自己在家運動嗎？— 135

運動三：筋膜不平衡當然不會好！—骨頭浮在筋膜裡，維持平衡的張力整合結構— 137

- 《解剖列車》顛覆全世界對人體的看法— 137
- 《解剖列車》觀點看「高爾夫球肘」：宙斯的啟示，為什麼該試試瑜珈的「英雄式」！— 139
- 利用「宙斯投擲閃電火」的姿勢評估，利用瑜珈姿勢「英雄式」訓練— 141
- 按摩「激痛點」舒緩「肌筋膜疼痛症候群」？— 142
- 只打痛點，治標不治本？— 143
- 「夫妻臉」也是因為筋膜？筋膜也可以訓練？— 144

運動四：內臟筋膜緊繃當然不會好！—「右肩痛」竟是肝臟引起？什麼是《內臟筋膜鬆動術》？— 145

- 內臟也會造成身體疼痛嗎？— 145
- 為什麼內臟會造成身體疼痛？— 146
- 我去《解剖列車：大體筋膜解剖課程》的發現— 150
- 什麼時候該懷疑你的痛和內臟有關？— 152

運動五：呼吸亂糟糟當然不會好！—建立良好的腹內壓，核心中的核心：「代償之王」橫隔膜！— 154

- 你到處痛，位置又變來變去嗎？參見核心之王：呼吸— 154
- 你的呼吸有問題嗎？— 156
- 怎麼做呼吸調整訓練？— 157

運動六：**睡不好當然不會好！**—3C 低頭族頸椎痛該如何自我保養？牙齒與顳顎關節的重要—158

● 枕頭是「靈魂的倉庫」！— 158

● 從難纏的「甩鞭症候群」來了解頸椎— 160

● 「花生球」是放鬆肩頸痠痛的好朋友！牙齒與顳顎關節學問大！— 162

運動七：**免疫反應到處跑當然不會好！**—到處關節炎竟是食物過敏？談「食物過敏原」和「功能醫學」— 167

● 驗了 224 項食物過敏原，實施「排除飲食」後，疼痛改善七八成！— 167

● 所以，我到底該吃？採取何種「飲食法」？— 171

● 為什麼你該做「功能醫學」的檢測？找出「化學因素」的王道！先進、科學、精準、全面、預防！— 172

● 容易發炎的脂肪組織！— 175

● 關節炎不是「止痛藥缺乏症候群」— 178

● 基因天註定？「營養就是基因治療！」— 180

運動八：**營養缺乏當然不會好！**—全身痛「纖維肌痛症」竟是維生素缺乏？談「維生素 D」和「麥爾氏溶液」— 182

● 女神卡卡，卡在哪？— 182

● 補充「陽光營養素」維生素 D，疼痛大幅改善？— 183

● 「麥爾氏溶液」改善疼痛、緊繃、疲勞、纖維肌痛症！— 185

● 總結「纖維肌痛症」或「慢性全身性疼痛」— 185

運動九：**干擾場搗蛋當然不會好！**—「筋膜中的黑洞」：肚子的「疤痕」讓你的核心無法啟動？— 187

● 皮膚是「暴露在外面的神經」！談「疤痕」的 11 道陰影— 187

● 怎麼診斷、治療疤痕？— 193

● 疤痕的治療方式— 195

● 疤痕治療常見迷思— 196

運動十：**壓垮邊緣系統當然不會好！**—焦慮、緊張、憂鬱、壓力竟與疼痛有關！談醫師最害怕的「黃旗指標」病人— 197

- 位於最高位階的「邊緣系統」被壓垮了，疼痛怎麼都不會好— 197
- 大腦是高明的詐欺師— 198
- 曾經發生的事不可能忘記，只是想不起來而已— 200
- 人生轉捩點：「就在那瞬間，我的人生結束了。」— 202
- 社交關係也和發炎基因有關？— 204

Part 5 到底要不要開刀？

手術一：**那些狀況一定要開刀？**—什麼是「紅旗指標」— 206

- 紅旗指標：排除癌症、感染、馬尾症候群、骨折— 206
- 何時建議照電腦斷層或磁振造影？— 207

手術二：**「手術應為最後訴求」**—你知道嗎？多數肌肉骨骼疾病何時開刀，不是醫師決定，是你決定！— 208

- 唯一醫師決定：急症和你的「神經症狀」！— 208
- 根據你的「疼痛」決定！— 208
- 根據你的「需求」、「功能」決定！— 209

手術三：**為什麼開完刀還是痛？**—談「腰椎手術後失敗症候群」和「術後疼痛」— 214

- 「我很遺憾你還在痛，但是 X 光看起來沒有問題。」—談「腰椎手術後失敗症候群」— 214
- 為什麼會有「腰椎手術後失敗症候群」？— 214
- 如何避免「腰椎手術後失敗症候群」？— 216
- 如果真的發生「腰椎手術後失敗症候群」或其他「術後疼痛」，該怎麼辦？— 217

Part ⑥ 重啟超人的「修復力」！

修復一：什麼是「增生療法」？— 220

● 什麼是增生療法（Prolotherapy）？內容物是什麼？— 220

● PRP 也是一種增生療法！但謹記「診斷的重要性遠大於溶液」！— 221

● 增生療法是針對「結構性穩定」的絕佳治療！— 223

● 增生療法不是實驗性治療！— 225

● 美國骨病學醫師已將「增生療法與疼痛治療」列為 24 項專科之一！
— 226

● 「葡萄糖增生療法」的適應症— 227

修復二：為什麼有的醫師打 PRP 增生療法療效較佳，有的則否？—
「關節神一針」vs「多點注射」，為什麼你該接受「肌肉骨骼超音波檢查」？
— 232

● 「關節神一針」vs「多點注射」— 232

● PRP 要「多點注射」！— 233

● 為什麼你該接受「肌肉骨骼超音波檢查」？— 237

● 醫師一窩蜂熱衷「肌肉骨骼超音波檢查」，也讓我憂心忡忡？— 238

修復三：打完增生療法，該如何自我照顧？該怎麼吃？可以運動嗎？— 240

● 歡迎搭乘「增生療法雲霄飛車」的奇幻旅程— 241

● 打完增生療法的各種反應— 242

● 打完增生療法可以運動嗎？— 245

修復四：增生療法醫師常用的注射方式有什麼不同？— 247

● 增生療法醫師常用注射大 PK — 247

修復五：「洋蔥式治療」抽絲剝繭找疼痛的根本原因— 251

● 病來如山倒，病去如抽絲：談「核心九重天」— 251

● 你可以不只有一個問題？— 252

Part 7 醫渡有緣人

醫術一：深信與症狀無關的 MRI 影像而跑去開刀的病人— 256
- ●「MRI 是萬能的嗎？」— 256
- ●斑駁卻穩定的柱子 vs 金玉其外敗絮其中的柱子，你要修哪一個？— 257

醫術二：開完刀到底要不要復健？被外科醫師說：「不需要做復健」的病人— 258
- ●醫師也是隔行如隔山，開完刀到底要不要復健？— 258
- ●哪些手術做復健有幫助？— 259
- ●台灣的復健科現況：沒有人是再世華佗，你的健康是你的責任！— 260

醫術三：Doctor shopping？「不敢反應治療反應」與「失去信心」的病人— 263
- ●醫師到底在想什麼？— 263

醫術四：我該冰敷，還是熱敷？疼痛到底該找誰？— 266
- ●為什麼 R.I.C.E. 的發明人自己都說：「冰敷可能抑制修復」？— 266
- ●「冰與火之爭？」別太執著冷熱— 268
- ●「發炎是修復的第一步」Ross Hauser 醫師提倡 M.E.A.T. — 269
- ●肌肉骨骼疼痛該找誰？「典範轉移」— 269
- ●何時該懷疑你的疼痛症狀，有化學、情緒因素？— 271

醫術五：每次我學習到新的治療法，就會想起之前的病人— 272
- ●醫渡有緣人：總有治不好的病人，總有要學習的課題— 272

醫術六：「精益求精」為的是感嘆人體的奧妙——自我的渺小，不同人需要不同的治療方案！— 275
- ●增廣工具箱：「你治療你看到的，但你只能看到你知道的！」— 275
- ●精益求精：為什麼還要不停學習？— 277
- ●永遠的真理尋覓者— 279

附錄：王偉全醫師的研習歷程— 280

●●● 增生療法在治療肌肉、骨骼、神經疼痛或病變，有其不可忽略的價值

增生療法是近 10 年來復健醫學或者是肌肉、骨骼、神經疼痛醫療最熱門的話題。相信增生療法者將增生療法奉為神丹妙藥，不信者將增生療法視為江湖術士。為何會有這樣大的差別呢？主要是增生療法目前以嚴謹的西方醫學標準來看證據仍不夠紮實；另外最重要的是不管民眾或醫療同業對增生療法的不夠了解，以為打一打葡萄糖水就是增生療法。前者有賴時間的沉積，更多客觀研究的投入及開闊心胸，及嚴謹作業的研究者的加入。後者「對增生療法的真正涵義不夠了解」，王醫師的這本書是絕佳的藥方。

在本書中，王醫師闡述了一個非常重要的觀念：「**要治療好肌肉、骨骼神經系統的病變或疼痛必須確實找到病因，而不是痛那裡治那裡。**」這些疼痛的起因或因關節不穩定、或因關節韌帶沾黏、或因骨盆傾斜或因肌力不均勻等。若不能根本治療這些病因，則無法發揮增生療法的功效。

真正的增生療法，是要能確實找出這些異常，而要找出這些異常則有賴於紮實的肌肉、骨骼、神經系統的解剖訓練，詳細的病史詢問，加上熟悉的理學檢查技巧，配合適當的影像檢查，如 X 光、超音波，再加上注入許多的「愛」才有可能。增生療法絕不是打一下葡萄糖水就是了。

我相信增生療法在治療肌肉、骨骼、神經疼痛或病變有其不可忽略的價值，但使用者必須了解增生療法的真諦。王醫師這本書用最淺簡的方式描述了所有增生療法應有的概念及知識，是他自己深刻體會後用自己的言語表達出來，是一本對肌肉、骨骼、神經病變有興趣的醫療同仁不可或缺的好書。我希望大家用「心」來讀，用「愛」來實踐。

●●● 探索復健醫學的新境界

　　許多醫師以「視病猶親」期勉自己，王醫師是最好的楷模。學生時期曾因頸椎損傷，經歷長期復健之路，致使他對復健醫學產生無與倫比的熱忱，將它化為動力投入在復健的研究與發展上，在長安醫院開業之初，就肩負整個復健科的創立發展重任，三年來，為求精益求精，不斷向國內外復健大師學習，參與各項海外學術研討會，企盼將最新診斷與治療方法引進國內，造福更多為疼痛所苦的患者；院方秉持鼓勵「創新高端技術」及強調「全面接軌國際」的方針，全力支持王醫師將所學加以運用落實在服務病患且發揚光大，如今他將專研成果寫成這本書，期盼讓更多人知道他的理念與醫療成果。

　　對於疼痛的治療，最重要的第一步就是精準診斷。王醫師透過本書告訴讀者，診斷的面向除了透過病史詢問、身體、神經學及影像檢查尋找外傷、姿勢、各種疾病造成的疼痛病因之外，也可以從自然醫學的角度深入探討，包含營養、粒腺體、過敏原、腸道菌、毒素、心理壓力和內分泌功能等等因素，依據病人的疼痛症狀，全方位找出致病原因。

　　王醫師為求讓各種疼痛病人獲得最好治療效果，為院方引進了各式各樣先進治療技術及儀器，包括增生療法、靜脈雷射、靜脈營養注射、臭氧治療、POWER 能力回復復健、Redcord 懸吊運動治療、以及各種自然醫學療法等等，企盼透過精準診斷，為病人選擇最合適的客製化治療方式，以期讓患者的疼痛獲得最大的改善空間。三年來，王醫師在長安醫院已為無數患者解決身體疼痛問題，卓有聲譽，為本院復健科立下良好基礎。

　　人體牽一髮而動全身，環環相扣，「全人醫療」一直是王醫師的從醫理念。感謝他出版這本書，將復健醫學如何有效運用在診斷及治療上，做出完整及睿智的詮釋。強力推薦這本書給大家，無論是醫療同業先進、或是一般民眾，透過本書相信可以對預防疾病及自身健康有更多的認識，窺見復健醫療的無限可能！

●●● 以自然無害的方法，幫助病人脫離病痛，走向療癒之路

　　第一次遇見王醫師，是在五年多前的一次學術研討會上。那時候「增生療法」剛引進台灣，重要推手正是王醫師與一群年輕的復健醫師。看著這位站在講台上的小老弟，以自信的目光、流利的口才與生動的多媒體簡報工具，將「增生療法」有條不紊地介紹給復健同道。

　　當時坐在台下的我，深信這將是台灣疼痛醫療一場創新的變革工程。不久「台灣增生療法醫學會」成立，王醫師當選為第一屆副會長。從此，一趟號召了數百位醫師「與國際接軌」的學習之旅，就此啟航。

　　隨著會務的拓展，與王醫師有了較多的接觸，彼此也漸漸熟稔。得知他因一場在大學時發生的車禍，決定日後以從事復健醫療為職志。好在那場車禍後來恢復得極好，完全沒有影響到王醫師優異的語言天賦。

　　他精通國語、台語、英語、日語與西班牙語，搭配其像海綿般的吸收能力，讓他能從容地博覽群書，悠遊於國內外各家醫術之間，汲取豐沛養分。短短幾年，他治療疼痛的功力有如變魔法般與時俱增，突飛猛進。

　　除了在增生療法領域的深度學習之外，王醫師的學習視角之廣，也是同輩的楷模。他幾乎把所有可能會阻礙組織修復的因素層層過濾，例如：營養、睡眠、運動、情緒管理、環境毒素排除等，並研習相關的治療技術。

　　這個做法與我長年提倡的「療癒之道，繫于全衡」的想法不謀而合。近年來，王醫師更進一步浸淫「功能醫學」領域，將視角拓展到肌骨系統之外，以自然無害的方法，幫助病人脫離病痛，走向療癒之路。

　　疼痛這個問題不好惹；病人恨它，醫生怕它。王醫師這本書的問世，無疑是在國內疼痛醫療界投下了一顆震撼彈。書中提到的許多診療技術，不但

一般人沒聽過，可能連許多專業醫師對它們也頗感陌生。因此，它不但適合疼痛病友閱讀；對於專業的醫療人員，也是一本非常寶貴的參考書籍。尤其是有志從事「增生療法」的年輕醫師們，更建議把它當作一本實用的入門學習指南。

從另一個角度來看，這本書也像是一部「增生療法」在台灣的發展史。這群精力充沛、深愛學習又樂於分享的年輕醫生，在短短五年內，就將「增生療法」在國內推廣得有聲有色、蔚為風潮；更讓許多長期深受疼痛所苦的患者，脫離苦海、獲得重生。

我常在想，這個另類的台灣奇蹟到底是怎麼辦到的？是什麼樣的力量支持著這群勒緊褲帶、也要遠渡重洋、渴望學習的年輕醫生？回首凝望書房一角，無意間瞥見電腦螢幕上增生療法醫學會的精神標語 ：「Inject with LOVE」，我想我找到答案了……那是一種醫者感同身受、苦人所苦、地獄不空、誓不成佛的「大愛」！

●●● 掌控身體結構、化學及情緒的穩定性，有效終結疼痛

　　「疼痛」可以說是危害人類生活品質最重要的元兇之一。我於醫學生時期曾跟過幾位名醫位於醫學中心的「疼痛門診」，實令我印象深刻。從患者走進診間的表情，你就可以斷定這是第一次來看診的「初診」病患，或是已經來診不只一次的「複診」病人。

　　初診患者為疼痛所苦，往往眉頭深鎖、行動困難，舉手投足都散發一股憂鬱、絕望的氣息；複診的患者則完全相反，往往神態自若的走進診間，且開頭的第一句話總是：「醫生，上次治療之後，我的痛好多了！」言語中常透露出一種救贖感。

　　當時診間醫師使用的治療方式，是以「介入性注射治療」為主，原理就如書中所提，首先定位出造成患者疼痛的解剖點，再來利用針劑注射類固醇或是麻醉止痛藥的方式，為患者緩解疼痛。

　　而近年來，另一種劃時代的療法逐漸成為疼痛及運動傷害的救星，亦即本書分享的「增生療法」。由於增生療法的相關研究時間還不算久，因此在實證醫學上還有努力的空間。儘管如此，受到此療法幫助的患者的確越來越多，也引起了醫學界的注重。

　　在本書中，作者以多面向的角度切入，並搭配相關個案，讓讀者徹底了解增生療法於醫學上的應用。此外，作者更與讀者分享「健康金三角」的理論：唯有掌控身體結構、化學、以及情緒的穩定性，才能真正邁向健康的人生。如果你為疼痛所苦，此書絕對是值得閱讀的必備保健書，在此鄭重推薦。

●●●● 跨越國界積極學習，掌握根除疼痛核心中的核心

「咦，你們是從台灣來的，待會我演講的時候能幫我照幾張相嗎？謝謝！」第一次認識王偉全醫師是 2013 年在美國威斯康辛州立大學的增生醫學年會的學術研究討論會上。王醫師給我的第一個印象是做事非常的認真！他沒有隨便為我照幾張相而已，而是從不同的角度，不同的距離，捕捉了到目前為止還是我最棒的演講的照片！曾經一度是我最愛的臉書投放照。

後來才知道王醫師是「台灣增生醫學會」的副會長。但這位副會長卻從來沒有高高在上的架子！總是笑咪咪的，而且非常好學！不管什麼知識，什麼治療的方法，只要是有機會能幫病人解除他們的疼痛，只要是能讓病人更健康，讓他們康復得更快更好的方法他都很積極地去學！去體驗！去掌握！

從肌肉骨骼、生物力學、急性疼痛、慢性疼痛的檢查，肌肉骨骼超音波的診斷和超音波引導的注射疼痛治療，王醫師都有研究和進修。尤其王醫師致力研究怎麼讓病人有更好的恢復能力，比如說診斷營養不良，身體裡面的不同的毒素，注射後或治療後的康復運動等等。

而且王醫師更有超強的語言能力！他不僅能講流利的英語，更能講流利的日語！能為一些用英語和日語教授的醫學講座和工作坊做即時傳譯！

這本書是第一本中文的增生醫學全書，我誠意推薦給有肌骼疼痛的人或還沒有接觸過這個治療方法的醫師閱讀！不過是否可以用這個方法去治療你的疼痛，還是要請教你的醫師。

●●● 與國際接軌，肌肉、骨骼及神經的新醫學

　　王偉全醫師是位充滿好奇心的醫師，當時在我們台北榮總復健部任職時，就對各式各樣的新治療展現濃厚的興趣，例如針對高齡失能發展「能力回復復健」，邀請日本的竹內孝仁教授來本院指導，他以精湛的日語接待日本教授，並閱讀許多日文論文，不吝在科內和大家分享，甚至隔年還前往日本學會以日語發表本院研究成果，精神可嘉。

　　得悉王醫師在台中榮總嘉義分院發展增生療法有成後，看到他去美國進修，想必有更多啟發，於是我邀請他回台北榮總演講，在 2013 年底舉辦首次的「台北榮總增生療法研討會」，座無虛席，還有許多人站著，可謂經典的一場研討會。隔年初台北榮總再舉辦第二場研討會，分享更多實務性的觀念，獲得廣大迴響。

　　爾後看到王醫師不斷出國進修，包括骨病學、解剖列車筋膜治療、神經增生療法、神經動能療法、功能醫學、腦霧治療等。

　　王醫師是位積極與國際接軌、且樂於分享的人，永遠為患者思考，挖掘更深層的病因，希望他能為台灣醫界帶來更多資訊，如此將是所有患者的一大福音。

●●● 逆轉疼痛九個層次治療的新思維

王偉全醫師的最新著作《腰痛、膝蓋痛≠要開刀？ PRP 增生療法醫師教你重啟超人的修復力》，是我所看過關於疼痛自療書籍寫得最好的一本書，我強力推薦。

當你身體疼痛的時候，想到的往往是：「因為疼痛，所以我不能…」，「因為疼痛，所以我會不會…？」沒有人喜歡疼痛，疼痛讓人感覺不舒服，疼痛讓人會有負面的想法。在我們心裡總是期待一個永遠都不要疼痛的人生，因為無痛才是圓滿，因為無痛才可以去做自己想做的事情。所以當身體有疼痛的時候，我們本能性的去找各種又快又有效的方法，期待可以趕快不要痛，而且要一勞永逸永遠不會復發。

但事實告訴我們，我們所要的結果並沒有發生。求速效求一勞永逸的方法，往往得到的是現象解（止痛），而不是根本解（永遠不痛）。但求速效求一勞永逸的心態，造就的卻是我們漫無止盡的疼痛循環，還有一次一次期待落空的失落和沮喪。台灣高居世界第一的洗腎率，還有偏高的手術率，也和民眾對於疼痛的錯誤期待有很大的關係。

疼痛是主觀的感覺，疼痛的原因來自於結構性因素、化學性因素、情緒性因素。這三個因素彼此影響，越慢性的疼痛，它們之間的糾結越深，也就越難解開。在書中王醫師不斷給我一個畫面：「疼痛，是一層一層加上去的。」然後又不斷的告訴我：「診斷和治療，是要一層一層撥開的。」我自己也有深深的體會，我們今天的總總是過去種種的總和，身體的疼痛來自於我們日

積月累的生活習慣，也可能來自於我們幼年時期的創傷經驗，也可能來自於潛意識中你從未發現的密碼。關於這些你所知道，和你所不知道的，在這本書中不但可以開始了解，而且還提供很多捷徑，讓你可以減少摸索之路。

在這本書中，最讓我感興趣的是「核心九重天」，談到的是**疼痛的九個層次：骨骼肌肉問題、深層核心、其他隔膜、干擾場、內臟、能量、情緒、直覺符號和夢境、靈性**。痛來如山倒，痛去如抽絲。醫師要抽絲剝繭找出疼痛的根本原因，然後用「洋蔥式治療」來協助病人慢慢遠離疼痛。說實在的，對醫生來說，開個藥打個針比這個洋蔥式治療簡單一萬倍了，為什麼要如此複雜？因為，這才是真正對的方式，也是每一個病人所應該被對待的方式。

王偉全醫師是我所認識的醫師中最有開放心胸和行動力的醫師了。他廣納百川，容納各種學說學派，並且自費到世界各地向大師第一手學習。**他是頂尖的增生注射治療專家，他的超音波導引注射治療已經是國際等級，經常到國外教學講座。他也是運動醫學專科醫師，受過完整運動醫學專科訓練，是國內少數擁有此證照的醫師之一。**他不斷用學習和教學擴展視野，他把多年來所學融會貫通成這本書，並且和大家無私分享。我認為不只一般民眾需要這本書，所有和疼痛預防及治療的從業人員都應該人手一本，增廣自己的治療思維。

這是一本不可多得的好書，推薦給有需要的你。

●●● 改變肌肉骨骼疼痛的重量級療法

　　增生療法（prolotherapy）是一個非常重要的治療，可說是將改變整個人類肌肉骨骼疼痛治療模式的重量級療法，但卻也相當的平凡，也是醫師與病人原來就在追求的——修復受損的韌帶、關節！

　　雖然是原來就在做的事情，但隨著科學演進，反而繞了遠路，因為消炎藥物的快速止痛，讓人以為跌打損傷已經被治好，逐漸依賴消炎止痛藥物，追求吃藥就能好，醫師也習慣遇到疼痛的患者就開止痛藥來治療。造成疼痛減輕，但累積越來越多損傷，最終疼痛失控，影響人生，或因長期使用止痛消炎藥，造成胃潰瘍、腎功能減退等副作用，因此推廣增生療法是責無旁貸的，是一位醫者應該做的事，盡全力不因醫療行為對病人造成更多傷害。

　　偉全醫師，是一位很特別的醫師，非常的善良有愛心，且有驚人的學習力，也因為求學時期的一個交通意外，經歷重症醫療，特別對醫療有強烈的負擔！我與王偉全醫師到美國學習增生療法之後，即瞭解增生療法對台灣非常重要，因此與志同道合的醫師創立「台灣增生療法醫學會」，推廣增生療法，希望能讓許多為疼痛所苦的人們，提供一個正常生活的機會！很高興越來越多的醫師也發現，增生療法確實可以促進肌肉骨骼系統的修復，而投入學習肌肉骨骼的治療醫學，已經在台灣各地促進醫療的改善！

　　促進人體修復的醫學，很快地會成為潮流，但長久的歷史軌跡，需要時間來代謝，偉全醫師的書，將增生療法的大小事，無私地分享，不僅非常適合民眾瞭解自己的身體要怎麼照顧，也非常適合醫療人員認識修復，改善疼痛！可為台灣的醫療帶來相當的貢獻，從偉全醫師還是實習醫師的時候就結識，一路走來，始終感到非常驕傲，也感謝天父使用我們，對人們帶來幫助，我們也逐步地將傳統的增生療法再提升，期望能為更多人帶來健康喜樂的人生。

●●● 跨領域學習！為患者找出終結疼痛最佳的策略

　　王偉全醫師（Daniel）是我在 2018 年 1 月時，赴美參加筋膜大體解剖課所識，當初主辦單位只告知，會有另一位台灣夥伴同行，見了面才知曉他是位復健科醫師。課堂中我倆是同一解剖台上的夥伴，一起討論、一起解剖，這一路上跟他有更近一步的接觸，也開始慢慢認識這位「王醫師」

　　醫生是個繁忙的工作，在緊湊工作之餘還這麼喜歡學習者真的不多見。**所有的研習幾乎都會看到他，無論是醫療、復健、基礎科學、甚至訓練，堪稱是醫界的學霸！**

　　而他又非傳統學霸，只想學了就好，王醫師學的每項課程，不但為了增進自己能力、拓展眼界，還想為病人找尋最好的方式、解決問題的策略，思考跨領域幫助病人的方式。

　　「從心著手」！從解決病患問題為出發點！是我發覺王醫師最令人佩服的地方。

　　然而看診的時間、能照顧到的患者畢竟有限，如今 Dainel 把自己的經驗寫成書，讓更多人可以理解自己的狀態，認識自己的病痛，透過教育的觀點，讓患者能及早了解自身的狀況，到了臨床端就能更有效地與醫護溝通，更配合醫療策略的介入與自我管理。這不只是一本書，而是一本經驗寶藏！值得人人收藏、家中必備！

從結構處理疼痛的創新高端技術

首先我要先說，這絕對是一本讓您會一直讀到完不想停止的好書！

王醫師是一位注定為疼痛與失能努力一輩子的復健科醫師，由於自身的傷害及復健經歷，以至於成為一位復健科醫師以及人人稱讚的學霸，從結構到動作到身心靈都充分涉獵的他讓這本書無疑變成了各家各派的集大成，看他侃侃而談各種不同的療法的學理、優缺點，信手拈來的醫學文獻證據，讓我們患者就診時最擔心的問題變成親切的文字而容易了解。

讓我最有感觸的是王醫師在書中不停提到的「如何能夠史正確地給予患者需要的評估與治療」，尤其我們受到根深蒂固的影響，覺得「這種問題只能開刀解決」或者「你的磁振造影就是有問題」就是醫學的絕對權威，但當我們使用終極手段處理，如同拿大砲將蟻窩轟平，消滅了螞蟻卻也破壞了周圍的其他東西，不幸地萬一又從原地重新出現螞蟻，又該如何收拾殘局？一個人的問題不一定只有一個病根，溫和且洋蔥式的解開必定是最重要的醫療法則，醫療人員永遠都是站在患者的立場盡力幫忙，醫病關係緊張的這個時代，本書無疑是一劑解開隔閡最好的處方。

增生療法不算是很新穎的治療方式，但隨著技術進步、病症趨向複雜、以及人們接受度的提高，這是一項從結構處理疼痛的劃時代工具，如果您還不了解什麼是增生療法，本書也提供了相當清楚的說明，讓您對它不害怕、不懷疑、不抗拒。但可別停在這裡！動作的健康、營養的健康、身心的健康也都是解決疼痛的重要環節！

作為一位與復健科醫師密切配合的物理治療師，我誠摯地向您推薦本書，請細細品味，您一定會有很大的共鳴。

〔作者序〕◎王偉全／台灣增生療法醫學會副理事長

●●● 重啟人體的修復力

我是位專攻疼痛的復健科醫師，門診最常聽到病人問：「為什麼我的疼痛不會好？」、「為什麼那麼久還在發炎？」等問題。

甚至連醫師都有疑惑：「我明明把會痛的神經都治療了，為什麼病人還是痛？」

因為不了解「疼痛」的複雜性、多樣性、不穩定性。

大學時，我因車禍而癱瘓兩個多月，多年來飽受疼痛之苦的經驗，不禁懷疑疼痛一定要吃止痛藥嗎？一定要打類固醇嗎？

因緣際會下接觸「增生療法」，不用類固醇卻有無與倫比的療效！我對療效感到驚奇，便夥同好友去美國取經，才發現「關節不穩定」是肌肉骨骼疼痛的根因，而肌腱韌帶是關節最重要的穩定者，但卻是最不容易自癒的組織，**「增生療法」注射後能重啟人體的修復力，強化肌腱韌帶，改善結構機械性不穩定，很多頑固性疼痛因此改善。**

爾後在 2014 年 2 月成立「台灣增生療法醫學會」，推廣「增生療法」，也開啟了世界的大門，收穫最大的是結識各國的疼痛治療專家，他們都非常熱心，分享討論治療的細節和經驗，毫不藏私，甚至常常「好康逗相報」，介紹我們去上全球各式各樣頂尖的課程！例如我們首度引進神經動能療法，在課程中讓我學到疼痛會改變「神經肌肉控制」，**這是另一個疼痛好不了的根因：結構功能性不穩定。**

曾經聽過一句經典名詞是「你治療你看到的，但你只看到你知道的！」，所以我經常出國到世界各地上課的目的就是要學會更多的疼痛治療法。有國外醫師稱呼我為「尋覓者（seeker）」，試圖找到疾病的真相，才發現尚有**化學性不穩定、情緒性不穩定和疼痛不癒息息相關，是阻礙通往康莊大道的巨石。**

於是我頻繁地出國進修，美國、香港、加拿大、日本、墨西哥，每個課程都如獲至寶：神經增生療法、超音波導引注射、骨病學徒手運動治療、臭氧增生療法、靜脈營養治療、自律反應測試等等，每次出國上課，眼界像超新星爆炸一樣，向無垠的宇宙展開，仔細聆聽後又像開啟了一個精美的音樂盒，美麗眩目的心靈饗宴！

與各領域的大師會談，在在印證疼痛是複雜的、多樣的、不穩定的！數年來我探尋治療疼痛的各種可能性。**目前發現應用肌力學（AK）、自律反應測試（ART）的理論最為完整。**

應用肌力學提出「健康金三角」，認為結構、化學、情緒，三足鼎立，是健康的基石。Klinghardt 醫師創自律反應測試，認為任何病症都一定能夠歸因於「七大因子」！也就是說你有任何不適，都必定可以在「七大因子」中找到答案。

健康金三角—應用肌力學（AK）	自律神經測試（ART）理論「七大因子」
結構性壓力	1. 結構異常
化學性壓力	2. 毒素 3. 營養素缺乏、生化失衡 4. 食物不耐或敏感
情緒性壓力	5. 能量紊亂 6. 地場壓力、生理壓力 7. 情緒創傷、靈性問題

疼痛是個千變萬化又陰魂不散的背後靈。開頭說的治療神經，只治療到「結構」這個因子的一小部分而已！但「結構因子」還包括了肌肉、骨骼、筋膜、肌腱韌帶、張力整合結構、神經肌肉控制等成分；所幸台灣的復健界，在有志之士的帶領之下，已有傲視全球的成長，許多專家能有效處理這部分。

至於其他失落的六大因子，至今仍鮮少人去探索，但或許它們在你的疼痛中扮演重要的角色。你是否腦霧或頭痛？一到下午疲累不堪？失眠？嗜吃

甜食？經期來時疼痛惡化？壓力來時特別痛？出國症狀加劇或顯著改善？從某個事件後（如手術、車禍、離異、生產、搬家、換工作），症狀一路走下坡，自此不癒？

很多醫師和病人治療疼痛的另一個經驗是，暫時好了，卻又痛回來，甚至打回原形。這時請想想：或許你沒有治療到「根因」。**這折磨人的背後靈就藏在七大因子中**（詳見 P.153），**一直將你往後拉，讓你無法前進。唯一的出路，就是叫出他的名字（找出他是誰），他才會消失的無影無蹤！**最重要的是，根除之後，我們終於得以昂首向前，做自己想做的事，實現夢想。

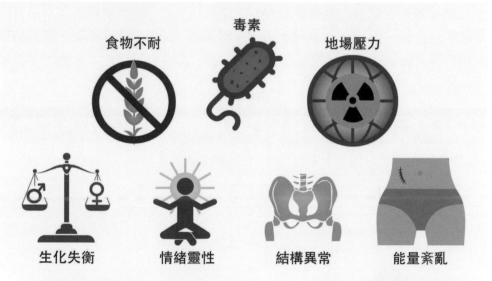

▲ 經常聽到患者詢問：「為什麼我的痛不會好？」，因為沒有找到疼痛的根源，它是潛藏在「七大因子」中，唯有找到它才能消失的無影無蹤。

在本書中，我將竭盡所能介紹各種評估、治療的方式。但這不是一人能夠完成，需要專業團隊合作，這就是為什麼我在醫院有「整合門診」。感謝各位醫師、治療師、個管師、護理師、營養師、心理師、院方各單位的參與，更感激家人的支持和一群熱血夥伴的共同打拼。我們結合各種影像檢查、動作性評估、功能醫學檢測、毒素和過敏原檢測、基因檢測、再生性注射（增生療法）、神經療法、各種另類療法，終於能夠抽絲剝繭，為病人找出邁向康莊大道的希望和勇氣。

PRP 增生療法診療案例 & 心得分享

PRP 增生療法診療案例 1

姜伯伯／年齡 84 歲

嚴重型膝關節退化性關節炎

　　其中 84 歲的姜伯伯的個案讓我印象最深刻，原本嚴重的膝關節退化性關節炎，疼痛難耐，所有骨科醫師都建議他開刀，他在施打「增生療法」後，我幫他追蹤一張 X 光，竟然大幅改善，關節腔增大、骨刺消失，他不用開刀了！這件事情大大激勵了我，深信「增生療法」是有助於受疼痛所苦的病人的極佳治療方式，讓我更想好好精進這項療法。

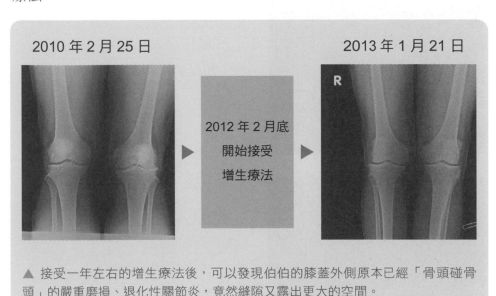

2010 年 2 月 25 日

2012 年 2 月底
開始接受
增生療法

2013 年 1 月 21 日

R

▲ 接受一年左右的增生療法後，可以發現伯伯的膝蓋外側原本已經「骨頭碰骨頭」的嚴重磨損、退化性關節炎，竟然縫隙又露出更大的空間。

陳小姐／年齡 29 歲

電腦手

　　這位患者是一位工作繁忙的上班族，整天使用電腦且經常久坐不動，由於右手長期使用滑鼠且坐姿不良，因而造成腕隧道的正中神經壓迫，拇指、食指、中指、無名指麻痛不已，甚至連夜間都會麻到不舒服。

　　經超音波檢查，正中神經異常腫脹，在超音波導引下「神經解套注射」，並配合復健、手腕副木、服用維生素 B6 及 B12（**沒有施打或口服類固醇**），兩週後症狀完全解除！

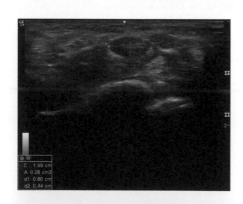

▎診療前

腕隧道症候群病人，手腕麻痛不已，正中神經截面積腫到 0.28 平方公分，將近正常大小的三倍。

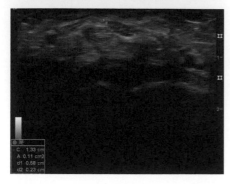

▎診療後

經「神經解套注射」治療後，兩週後追蹤截面積為 0.11 平方公分（正常），手不痛也不麻了。

★職業：醫療　★病症：足踝痛、蹠骨骨折　★治療：4 週

「神經解套注射」終結運動傷害

107 年 7 月初時，我因為運動不慎造成左側腳踝腫痛，經骨科診斷是蹠骨骨折，以藥物控制並打上石膏固定。兩週後症狀不見好轉，輕輕踩地便極度疼痛，最讓我難過的是計畫並盼望已久的八月中家族歐洲旅遊眼看即將報銷，心急如焚之際，我抱著一絲希望來到王偉全醫師的門診。

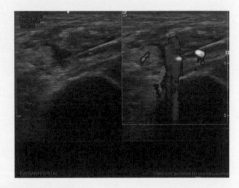

他十分仔細地看過我的影像檢查，並用肌肉骨骼超音波發現我許多韌帶受傷，並說我最疼痛的部位其實是神經的嚴重發炎。詳細地跟我解釋病情，如果要在一個月的時間內改善到可以出國的程度，需要密集的治療，包括復健、注射、營養，固定靴還是要穿著。

隔日我便安排了王醫師的增生療法特約門診，在發炎的神經做了「神經解套注射」，原本採地的疼痛感立馬緩解不少；接著用 PRP（自體血小板）超音波導引注射到我受損的韌帶。治療過程中，因為王醫師很費工地先做在神經打了麻藥，所以不會很痛，但麻藥退了還是會有腫脹、痠痛的感覺。

我積極地配合復健及服藥，八月初我的疼痛已經改善了八成以上！心想出國有望了，但王醫師還是叮嚀我要帶著護踝、止痛藥，並且再做了一次超音波確認發炎情況已獲得改善。我成功出國了，在細心呵護和萬全準備下，過程中左踝已經沒有大礙，很感謝王醫師和長安醫療團隊的照顧，讓我如願參與家族旅遊，留下美好的回憶。

PRP增生療法診療心得分享

★職業：中華足球國家隊選手　★病症：膝痛部分韌帶撕裂　★治療：4 週

「隱神經解套注射」解除膝痛疼痛

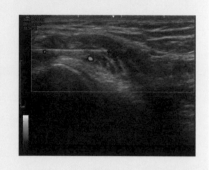

　　首先非常感謝王醫師細心的治療。因為我是一位足球選手，當初在國家隊比賽期間傷到了膝蓋，一開始經過防護員初步檢查，其實沒什麼大礙，但是疼痛感還是有的，慢慢地持續觀察做一些徒手治療，多多少少有了改善但不盡理想，可是也順利完成了比賽。

　　但是回到母隊後不適感依舊存在並困擾著我，透過國家隊防護員的介紹來到了長安醫院王醫師這接受治療，一開始非常的擔心，畢竟膝蓋受傷是第一次，內心充斥著不安及恐懼，運動員的生涯並不長，受傷除了是最大的致命傷之外，也代表著需要浪費更多可以上場的時間去做恢復。

　　後來經由王醫師做了一些檢查，如：核磁共振等，得知只是部分韌帶撕裂，心裡鬆了一大口氣，至少可以不用動刀，之後王醫師建議我做隱神經解套注射，身為運動員的我立刻接受了治療。

　　一開始的幾天痠痛腫脹感非常明顯，但休息大概 3～4 天後，就有了明顯的改善，且在運動場上做特定動作時也沒這麼多不適感！

　　回診時雖有些微的角度依舊會感到微微的痠痛，但醫師都非常有耐心的在幫我做評估及檢查，希望接受增生注射治療後的我，可以完全康復，非常感謝王醫師讓我重拾健康的自己！

PRP 增生療法診療心得分享 3　　　　病患：陳太太　（38 歲）

★職業：教師　★病症：腰痛　★治療：3 週

精準注射痛點，立即緩解八成腰痛

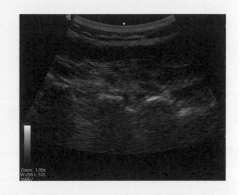

　　冬日早晨，因為彎腰搬重物，卻在起身的瞬間感到腰椎上電擊般的刺痛，本來以為只是簡單的閃到腰，卻發現下背部動彈不得，即便只是一點點動作，疼痛便會遍及整個腰部、背部，甚至頭皮發麻，醫院開的止痛針和止痛藥，居然完全沒有效果，整個生活大亂，無法自理，只能癱在床上。

　　受傷的第 3 天，接受王偉全醫師的治療，我花了 40 分鐘，忍住疼痛，擒住淚水，才順利挪動身體趴在病床上，王醫師用超音波仔細確認疼痛位置後注射，當時清楚感受到冰涼液體從針頭緩慢流出，並在腰椎間成樹枝狀蔓延開來，冰涼滑順取代本來模糊一片的疼痛，連我自己都無法明確指出的痛點，王醫師卻精準的一一擊破，疼痛大幅緩解了八成，一針打完居然馬上就能下床行走，也能恢復原本的生活，只剩下注射部位的局部痠痛，半個月後，進行第二次的療程，這時我已經能行動自如，腰椎的疼痛，彷彿是上個世紀的事，直到我懷孕。

　　知道懷孕後，內心一直忐忑不安，害怕孕期增加的重量會加重腰椎的負擔、胎兒成長是否會擠壓到當初受傷的腰椎、當初注射的液體是否會對自身或胎兒產生影響、生產時若是用力是否會讓舊傷復發⋯等，但那些全都沒有發生，我順利地以自然產的方式生下一名健康的男嬰，不但所有的擔心和疑慮一掃而空，更謝謝王醫師讓我恢復了健康。

Q1：什麼是增生療法？

A 增生療法是刺激身體軟組織（包括肌腱、韌帶、關節軟骨）重新修復，以治療疼痛及增強軟組織強度的治療方式。廣泛運用在各種脊椎關節或肌肉骨骼疾病（肩頸痠痛、下背痛、網球肘、退化性關節炎、足底筋膜炎、踝扭傷等），且根據醫學文獻統計治療效果為 82% 患者有明顯進步。

Q2：增生療法的治療原理？

A 「關節不穩定」是肌肉骨骼疼痛的根源，而關節最重要的穩定者便是肌腱韌帶，但很不幸地它們一旦受傷很不容易修復，增生療法直接針對根源進行治療，藉由注射「增生劑」啟動人體修復反應。肌腱韌帶和人體「張力整合結構」有關，必須顧及整體穩定性及筋膜連續性，這就是為什麼常常需要「多點注射」。

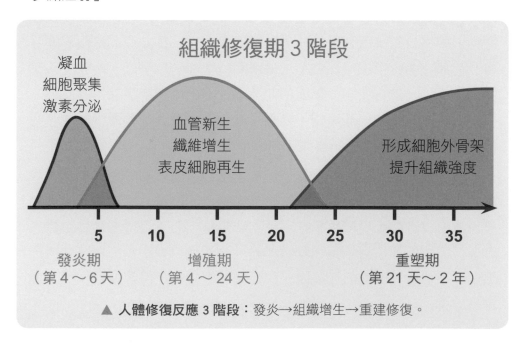

組織修復期 3 階段

凝血
細胞聚集
激素分泌

血管新生
纖維增生
表皮細胞再生

形成細胞外骨架
提升組織強度

| 5 | 10 | 15 | 20 | 25 | 30 | 35 |

發炎期
（第 4～6 天）

增殖期
（第 4～24 天）

重塑期
（第 21 天～2 年）

▲ **人體修復反應 3 階段**：發炎→組織增生→重建修復。

Q3 ：增生療法使用的成分為何？

A 統稱增生劑（proliferant），國外使用種類繁多，但台灣基於「安全、有效」的原則，最常使用葡萄糖、富血小板血漿（platelet-rich plasma, PRP），有時會輔以維生素 B12，但絕不含類固醇（*類固醇會抵銷增生療法的效果，所以絕不可能增加*）。

高濃度葡萄糖能製造短暫的人為發炎反應，吸引纖維母細胞，促進人體自我修復。「富血小板血漿」則直接提供軟組織修復所需的生長因子，更快速有效達成療效。

Q4 ：增生療法治療前的注意事項？

A 一般來說，記得穿寬鬆衣物（*可露出治療部位*）、攜帶護具（*可於注射後立即使用*），第一次治療建議親友陪同，避免獨自開車。治療前後可立即使用 Arnica（*順勢糖球*），以減少打針對身體的衝擊。若有服用非類固醇消炎止痛藥，血小板活性會大幅降低，也建議停藥至少一天。

若有使用抗凝血劑，為避免出血可能需要停藥，且不同種類需要停藥的時間為一天至一週不等。若有疑問請與醫師討論。

其他禁忌症：敗血症、急性或慢性傳染病患者、嚴重肝腎功能異常、免疫力低下或造血功能異常患者，均須在醫師討論後決定是否適宜施打。

Q5 ：增生療法治療後的注意事項？

A 發炎是修復的第一階段，因此注射後的兩三天（*少數長達一週*）會有痠脹痛的感覺，但疼痛與緊繃感會逐漸減輕，此時你可以：

1. *治療後可以復健！* 熱敷、電療、雷射、超音波等可以促進血液循環和肌肉收縮，使療效更好，也能減少注射後的痠脹感。若有牽引治療當日宜暫停。

2. 可服用非消炎止痛藥（如普拿疼、及通安）或植物性止痛藥，但是類固醇及部分止痛藥會影響療效，務必避免；若有瘀青可用消除瘀青的藥膏。此外，避免菸酒、刺激性食物，三天內避免泡水（泡澡、溫泉、游泳）。

3. 飲食上應攝取足夠優質蛋白及各類維生素、礦物質，最好補充維生素 C（每日 3000 毫克）、有機硫化物 MSM（中譯：甲基硫醯基甲烷、二甲基碸、松皮萃取物）、omega-3 魚油。注射後立馬接受靜脈營養治療，補充人體平日難以獲得的高劑量維生素、鎂、鋅、氨基酸，可以說是 CP 值最高的時候。

4. 三天內避免劇烈運動，之後可逐步增加，以不痛為原則。治療後應持續復健治療，搭配專業徒手治療、運動治療、姿勢矯正等，以免不良習慣導致疼痛復發，同時研究也顯示適度伸展、重訓可以促進組織生長。

Q6：增生療法的治療次數？

A 不同疾病、不同嚴重度有所不同，也因急慢性及個人反應差異極大，但也有許多病人一兩次即大幅緩解疼痛，甚至無痛。一般而言，每隔 2～4 週須重新注射一次，完整療程約 3～6 次。極嚴重患者或術後患者可能需要更多次的療程。劇痛的患者或需要迅速恢復的運動員，可每週一次（甚至多次）治療。

增生療法界有個「333 理論」，意即每隔 3 週治療一次，每次最多 3 個部位，共治療 3 次；若仍未顯著改善，表示這不是根因，問題可能出在其他部位轉移痛、其他肇因、化學因素（如營養素缺乏、荷爾蒙、粒線體功能）、情緒因素等。請務必做其他檢查，如影像檢查、功能性動作評估、生化檢查、功能醫學檢查等。

Q7：增生療法有沒有什麼副作用？

A 增生注射治療會使注射處產生局部發炎，最常見狀況是注射後痠脹感。此外，可能會有瘀青、緊繃感、周邊神經痠麻、無力感。其他少見的副作用為頭暈、頭痛、注射藥物過敏、急性痛風發作；極罕見的副作用為氣胸、神經損傷、深部動脈出血、注射部位感染等。

這些副作用多和注射技術有關，而非注射藥物本身；因此請務必給經過增生療法訓練的醫師執行注射。

Q8：增生療法適合哪些病症？

A 基本上各種肌肉骨骼疼痛都可以治療，搭配上神經旁注射，可治療各種周邊神經疾病。例如：肩頸痠痛、巴劉氏症候群（頭痛、頭暈、耳鳴、鼻塞、眼窩痛）、鞭甩症候群、肩旋轉袖撕裂傷、肩關節盂唇損傷、胸廓出口症候群、二頭肌肌腱發炎、網球肘及高爾夫球肘、媽媽手、上背痛及腰痛、薦髂關節痛、膝關節退化及周圍疼痛、跑者膝、髖關節疼痛、踝關節扭傷、腕隧道症候群、三角纖維軟骨損傷、顳顎關節痛等。若不確定，應詢問受過專業訓練的增生療法醫師。

Q9：除了增生療法，醫師還說他打了「神經增生療法」，那是什麼？

A 隨著治療技術及研究的演化，許多增生療法醫師會搭配上神經旁注射（舊稱神經增生療法），以治療各種周邊神經痛，並減少傳統增生治療時和治療後的痠痛。最大的差別是神經增生療法使用低濃度葡萄糖，且打完不會有痠痛。

Q10：為什麼醫師連我的疤痕也注射？

A 首先我必須恭喜你，找到一位懂得治療疤痕的醫師，一定是位用心且看診仔細的醫師。注射疤痕的療法稱為「神經療法」，為德國醫師 Huneke 所發展，主要理論是疤痕為影響修復的「干擾場」。

疤痕影響筋膜張力甚鉅。筋膜能多方向主動收縮、滑動、吸收和傳遞張力，在肌肉骨骼動力學中扮演重要角色。史塔克運動科學團隊多次邀請德國肌筋膜研究先驅 Robert Schleip 博士，他表示疤痕會阻礙筋膜張力的傳遞。

照片中的學員，原本拉的人可以順利地將張力傳給他想傳遞的對象；但一旦有個人纏繞住網子，扮演疤痕組織，則我們怎麼拉這片筋膜，都覺得力量傳到疤痕！

疤痕注射的確比較痛，萬一你無法承受，還有其他方法：徒手治療、雷射、鎂油等，疤痕的影響和其他處理方式，我將在《運動九》的章節（詳見第 187 頁），有更詳細解釋。

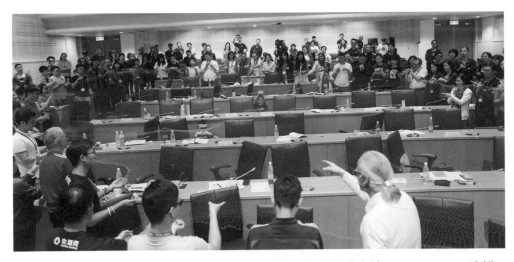

▲ 2019 年 6 月 16 日「台灣筋膜運動學高峰論壇」德國筋膜大神 Robert Schleip 演講，課堂中請大家拉「筋膜網」。若「筋膜網」有疤痕（照片中的人把網子拉緊纏繞，象徵疤痕），所有拉著網子的學員都感覺到力量都被疤痕組織吸走，彷彿「筋膜中的黑洞」。

Part 1
我的生命歷程

從四肢癱瘓到復健科醫師！──
「別讓你的苦白受了」

　　小時候我很愛看《超人》影集與電影，覺得克拉克肯特不僅是正義的化身，擁有超能力，卻又處事低調，能隱身記者，寄情於截然不同的兩種工作；雖然我沒有超能力，我平時的個性也很低調，看似木訥寡言，上班的時候認真工作，但其實跟朋友一旦熟稔之後，我是個非常熱情活潑的人，常常是個開心果，且熱心助人。

　　除了相似的個性外，對《超人》的男主角 Christopher Reeve，我也有一份特殊的情感：因為我們同樣都有「**頸椎脊髓損傷**」。

◎車禍經歷四肢癱瘓與復健，到成為復健科醫師

　　故事發生的時間是在大一那年的暑假前數週，我騎著摩托車在陽明大學校園外的環山道路「髮夾彎」下坡處，因為煞車突然失靈，導致車速愈來愈快，我當時只有三個選擇：摔下山崖、繼續失速下坡、或撞向山壁。我選擇了最後者，在速度尚未快到不可控制前，撞上山壁。我的身體翻了一圈，摔落在地，當下正準備起身時，赫然發現已動彈不得，四肢癱瘓！

　　我使盡全力，試圖爬起，卻怎麼也動不了，焦急的以為末日就要來臨。我的人生從來沒有發生過如此悲慘的事件，這無疑是改變我一生的一天。好不容易考上陽明大學醫學系，經過第一年醫學生涯的洗禮，竟然發生這種不幸。

我的母親立刻從台中趕上來，家父在隔日也從上海飛回來，神情焦慮又不忍，我第一次深切體會到「身體髮膚，受之父母」。所幸我馬上被同學發現，在 20 分鐘內便送到台北榮總，作了妥善的處置。在神經外科主治醫師與學長姊們的細心照顧，以及同學、親朋好友們的鼓勵支持下，我穩定地度過了**脊髓休克**時期，逐漸恢復。當時心臟內科陳震寰主任來探視我時，對著我講了一句話，令我難以忘懷：「你要把現在的感受記起來，這些痛苦不要白受了！」

　　言下之意，好像是在提醒著醫師有時會忘了病人的痛苦，或忘了自己也可能生病，也可能成為病人。經由這次的車禍事故的經驗之後，我更能體會、更懂得去理解病人的感受與痛苦（連導尿、肌電圖檢查被扎針、尿路動力學檢查，我都經歷過了）。整個暑假，我都在醫院度過，後來直到病情穩定，轉至北榮復健一個月（我還記得當時的主治醫師是楊翠芬主任），接著回到台中榮總復健部，繼續復健一個多月。

　　我的診斷是「頸椎第四、五節損傷，合併脊髓半側損害（Brown-Séquard）症候群」，至今仍有後遺症。我最記得當時因為長期戴著頸圈，脖子非常僵硬，來到台中榮總復健部周崇頌主任看的門診，主任評估後便決定把頸圈拿掉，作了許多按摩與徒手治療，緩解頸部僵硬問題；此外，也針對肌肉無力與本體覺作訓練，並教導正確的立姿與坐姿。雖然，後來又回到台北繼續唸書，選擇就近的振興醫院做復健，但對於當時

周主任的處置與治療，我由衷感激，就此埋下對復健醫學充滿興趣的種子。

之後我在同學間，常常成為示範神經學檢查的對象，許多像是 Hoffmann 徵兆、反射過強等上運動神經元的徵兆，我都有陽性的異常反應。因為本身有脊髓損傷，又經歷長期的復健，致使我對復健科學產生無比的興趣與熱情，而且許多復健項目，包括：物理治療、職能治療、水療、整脊治療，我都親身體驗過（那真是一段需要超人的毅力與耐心的過程）。從一開始四肢癱瘓，連塑膠杯都拿不起來，到現在一般人根本看不出來我有什麼問題。很多人聽完我的事故經歷都會感到十分驚訝！為什麼我能恢復這麼多？甚至有同學認為這是一個復原奇蹟。不過，我心裡明白，那是一路上，父母、主治醫師、學長姊、復健老師、同學、親朋好友的幫忙、支持與鼓勵的力量，陪伴我到現在，體驗與眾不同的人生歷練，更明白人生追求的方向與努力的目標，讓我更立定志向，要作個不但醫術要好、並富有同理心的醫師。秉著這樣的信念，我在學校醫科認真學習，並於台中榮總實習，畢業後應徵上台北榮總復健部。

在這樣全國數一數二的醫學中心，我獲得完整的住院醫師訓練。不管是神經復健（腦中風病例數不在話下，又有「神經再生中心」，脊髓損傷五十床以上）、骨骼關節復健、心肺復健、小兒復健、義肢復健、癌症復健，肌電圖檢查、尿路動力學檢查、肌肉骨骼超音波、心肺運動測試都是訓練紮實，特別是台北榮總有設立「高齡醫學中心」，發展日本引進的「能力回復復健（POWER rehabilitation）」，因為復健部內只有我熟諳日文，便被分配負責相關日本醫學研究的任務。在當時詹瑞棋主任、李思慧學姊的支持下，於 2009 年 4 月前往日本鳥取縣參加能力回復復健的學術大會，全程

以日文發表演說。

　　總醫師那年恰逢評鑑，我也擔任教學醫院評鑑的任務，學習到許多行政業務上的經驗。我也非常熱心教學，希望醫學知識能有效傳承，並營造快樂的學習氣氛與工作環境，建立完整教學制度，擔任總醫師那年本科還

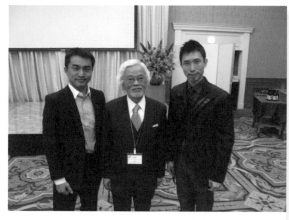

▲ 2011 年 3 月 6 日台北榮總復健部團隊前往東京參與「能力回復復健年會」，王偉全醫師二度參加研討會。（左：王建智醫師；中：竹內孝仁教授）

被實習醫師票選為「台北榮總最 teaching 的科」（當然這要歸功於全科和同屆的總醫師群），並與合記出版社合作，出版《必備！復健醫學臨床手冊》一書，希望成為復健科住院醫師人手一本的「小麻」。也因為這樣的機緣，之後又出版了《醫師國考題庫整理與解析：復健科學 (附 94-99 年歷屆考題) 》與翻譯《復健醫學醫師隨身手冊》。

◎ 在嘉榮分院服務時，致力發展「增生療法」

　　在台中榮總嘉義分院擔任主治醫師時，復健科楊立群主任的指示下，我負責發展市區門診部的業務，深感到診所與醫學中心取向的不同，於是致力發展骨骼肌肉超音波、增生療法、針灸與電針治療、肌內效貼紮術、鞋墊製作，希望能夠服務廣大的社區民眾。成效卓越，我的名聲逐漸傳開，經常聽聞患者提說：「那個台北榮總來的王醫師，很年輕，很細心，很不錯」、「我膝關節退化，是人家推薦我來打增生療法」、「我肩膀痛好久了，可不可以幫我做

個超音波？可以打玻尿酸嗎？」，乍到時一診不到十人，後期都有三四十人（共八診），甚至最高的一診患者人數近八十人。

與「增生療法」的機緣說來有趣，一開始是因為一些民眾無法負擔玻尿酸，所以想為他們 do something（做些事情），想起以前住院醫師期間聽過「增生療法」，覺得值得一試，恰巧機緣又遇到林家弘學長（台中榮總實習時的學長，現為「台灣增生療法醫學會」會長），因為當時一起對「增生療法」產生興趣，甚至在台中市大雅區，每個月舉辦讀書會，約診病人來研討如何治療。

隨著經驗的交換與技術的成長，我們決定到「增生療法」的發源地－美國，去看看人家到底怎麼打的！於是一股熱血的我們，於 2013 年 10 月先去芝加哥參訪 Caring Medical 的增生療法大師 Dr. Ross Hauser，接著參加了美國 HHF 年會（首次遇見了香港的林敬熹醫師），大有斬獲，習得國際大師的指導與最先進的技術，回來之後，發現施打技巧更好且效果也更好了！

2013 年 12 月 28 日受台北榮總 周正亮主任之邀，於台北榮總「增生療法研討會」發表演說，隔年 2 月 22 日成立「台灣增生療法醫學會 TAPRM」。5 月 3 日再度於「增生療法研討會 part 2」發表演說，周正亮主任是我們成立增生療法醫學會的重要推手！

從此踏上了增生療法之路，展開了神奇的旅程，學習各式各樣有趣的檢查和治療方式，如 MSKUS 肌肉骨骼超音波、PRP 增生療法、Redcord 紅繩懸吊訓練、OMT 骨病學徒手治療、EBFA Barefoot 赤足訓練、DNS 動態肌肉神經穩定術、VM 內臟筋膜鬆動術、MAH 臭氧大自血療法、Prolozone 臭氧增生療法，引進 NKT 神經動能療法、IIVNTP 靜脈營養治療、FSM 頻率共振微電流治療、ART 自律反應測試等。

不可思議的旅程！——

我與增生療法

◎ 向大師致敬：勝讀十年書

　　自從美國 HHF 回來，我們於 2014 年 2 月 22 日成立「台灣增生療法醫學會 TAPRM」，舉辦了數次自己的治療課程：膝關節增生療法工作坊、亞太增生療法醫學研討會，如肩關節治療課程、頸椎腰椎課程。其中要特別感謝香港的林敬熹醫師、黎偉華醫師鼎力相助！世界級的增生療法和超音波大師，竟然天涯咫尺，真是太幸運了！讓台灣增生療法的治療水準大爆發。

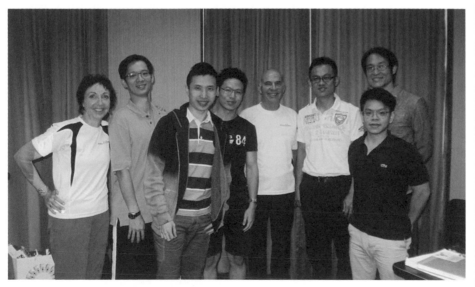

▲ 2014 年 7 月於西雅圖巴斯帝爾大學「神經增生療法」工作坊，由左而右：Maria（Dr. John Lyftogt 的太太）、邱熙亭醫師、王偉全醫師、陳爾駿醫師、Dr. John Lyftogt、許瑞仁醫師、洪綱醫師、尤稚凱醫師。

耳聞「神經增生療法」已久，但一直不知道是什麼？所以我們一行人六位醫師，2014 年 7 月中，再度風塵僕僕前往西雅圖巴斯帝爾大學，向紐西蘭籍的發明人 John Lyftogt 醫師學習「神經增生療法」，是為全台首發。（該療法隨後改名「神經旁注射療法」perineural injection therapy, PIT）

因為效果太立即，我們六人都受到極大的震撼！而且**「神經」一直被認為是傳統增生療法「失落的一環」；傳統的增生療法認為痛的根源是在關節不穩定，而增生療法可以強化肌腱韌帶，而達到穩定關節的作用**。但是實務臨床上發現，有些病人的痛還是不能完全解決；John Lyftogt 醫師發現原來還有部分是來自神經！

John Lyftogt 醫師發現「神經增生療法」的過程也非常有趣！竟然是因為他去學習增生療法之後，想治療自己的阿基里斯肌腱炎，發現打得很表淺也很有效。於是他才認真的去研究各種不同的葡萄糖濃度、各種不同的施打深度，是否對於結果會有影響，並發表研究。研究到最後他發現的**低濃度的葡萄糖打在皮下效果非常好，探究其原因是來自他治療了神經而解除疼痛**。於是他認真的研究所有表皮神經的走向，並發展這一套完整的評估與治療系統，令人佩服的研究精神。

隔年 4 月，我們「神經增生療法六劍客」成功邀請 John Lyftogt 醫師來台教授「神經增生療法」，迴響無比熱烈！

除了「失落的一環」外，增生療法認為為了完整的治療所有的韌帶，必須要「多點注射」，這讓有些人卻步。於是在林敬熹醫師的推薦之下，我和邱熙亭醫師在同一趟旅程從西雅圖直飛 Irvine，上 Thomas Clark 的 MSKUS 美國肌肉骨骼超音波大體課程，知識量

爆表的震撼到現在都難忘！

在超音波的導引之下，注射更精準，更可以利用同一個進針點打到許多目標，減少進針數。很多學超音波的醫師以為「看得到就打得到」，但是如何判斷超音波看到的損傷的臨床關聯性？**如何做動態檢查**（超音波的最大優勢）？**安全又精準的打到病灶，有那些技巧**？腰椎、肩膀、膝關節、髖關節等部位的治療關鍵為何？課程中講師都毫不吝嗇的分享，珍貴的知識在傳統的醫學書上都看不到！可以說是吃了「大補帖」，吸收大師數十年的精華，醫技功力瞬間大增啊！

《無藥可醫：營養學權威的真心告白》一書，開啟了我對「細胞分子矯正醫學」（orthomolecular medicine）的認識。多次在美國骨內科學會（AAOM）的年會裡，Martin Gallagher 醫師便常常先使用靜脈營養補充來改善纖維肌痛症或多重肌肉骨骼疼痛的病人，最後有需要再配合增生療法注射來改善症狀。**我自己臨床上也常在整合增生療法後，加上靜脈營養、功能醫學，促進組織修復如虎添翼。**

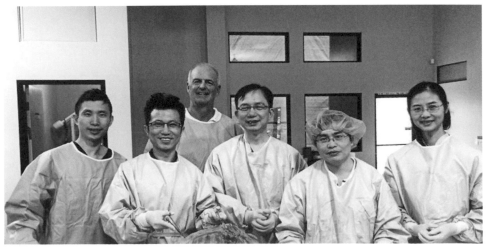

▲ 2014年7月於爾灣，美國肌肉骨骼超音波工作坊及課後大體解剖。

營養是如此的重要，因此我跑去加拿大溫哥華上「國際醫師靜脈營養注射治療」（International IV Nutritional Therapy for Professionals, IIVNTP）國際課程，又去美國聖地牙哥上了一次。在這裡跟多位自然療法醫師學到更多知識、細節、注意事項，尤其要感謝 Virginia Osborne 和 Brenden Cochran 兩位醫師，於是我隔年邀請他們來台授課，獲得廣大迴響。

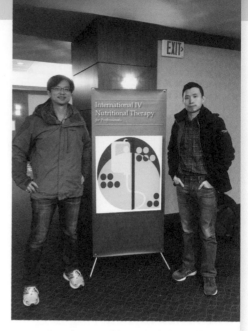

▲ 2015年11月於溫哥華參加「國際醫師靜脈營養注射治療課程」，我與林家弘醫師（同行尚有洪綱醫師）。

爾後，我們引進了「神經動能療法」，引起極大的轟動！深感徒手／運動治療的重要，我們台灣團也是浩浩蕩蕩去美國密西根州立大學研習「骨病學」，更深入的了解人體、生物力學等構造。

◎ 增生療法的最終試驗：墨西哥義診

2015 年 2 月初我們一行人參加 AAOM 於墨西哥坎昆，為期一週的增生療法義診。

訓練非常紮實！每天從早忙到晚，一早先上課，介紹當天主要治療部位，如下背痛、膝痛等，有什麼注意事項。約莫 10 點開始看診，數十年經驗的大師在身後指導，我們在翻譯的協助下，和當地民眾問診、理學檢查，然後開始打針做治療！

「美國很近，花蓮很遠」有感，我們林家弘會長和花蓮慈濟醫院復健科合作，仿照 AAOM 的墨西哥義診，開始「TAPRM 的花東義診」，希望可以造福當地民眾。對於部分居住偏遠、無法時常就醫的民眾，增生療法真的是極佳的選擇。每年我們收到回饋，甚至一年才來治療這一次就已大幅改善，令人感動的故事不絕於耳。

這幾年不計成本地屢次赴美、香港等地上課，結識世界各地許多充滿熱情的醫師。在墨西哥時，大師們就一再督促我們要去學「臭氧增生療法」，說對於治療效果會有極大突破，於是我便在 2016 年 10 月毅然決然去美國內華達州上「美國臭氧治療學會─臭氧療法認證課程」，對於免疫調節、粒線體功能有極佳療效。可惜台灣尚無法正式使用。也因為該課程，認識了亞特蘭大市的台裔歐醫師（Dave Ou），他推薦我上「FSM 頻率共振微電流治療」、「Klinghardt

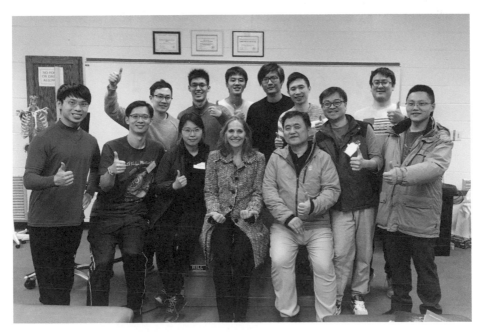

▲ 2015年12月於美國密西根州立大學學習「骨病學徒手治療課程」，來自台灣的眾多復健科醫師、物理治療師和講師Lisa A. DeStefano。

ART 自律反應測試」課程，對於許多以往療效不佳的病症，大有斬獲！

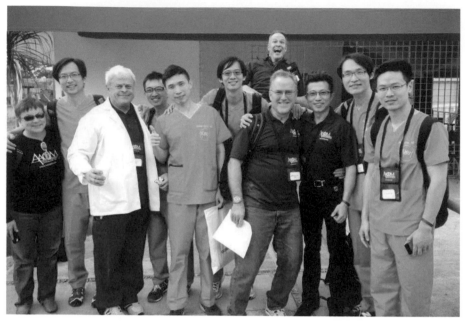

▲ 2015年2月於墨西哥坎昆，參加為期一週的增生療法義診，六位台灣醫師在美國骨內科學會極富經驗的大師指導下進行當地民眾的治療，香港林敬熹醫師亦為導師之一。

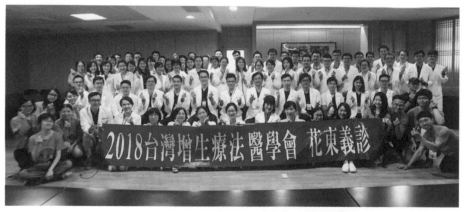

▲ 2018年9月底於花蓮慈濟醫院，我們台灣增生療法醫學會舉辦第四屆花東義診，近百位的醫師、治療師、護理師及工作人員共襄盛舉，治療兩百多位肌肉骨骼疼痛病人。

「增生療法醫師」不一樣！──

接觸各種新療法，注入 LOVE ！

◎ 「增生療法醫師」不一樣！以愛注射

增生療法跟一般疼痛治療常見的介入性注射（神經阻斷術、射頻燒灼術、硬脊膜上注射）有什麼不一樣呢？（改編自 AAOM 2016 年當時主席 Paul Lieber 醫師的說法）

此外，我們台灣增生療法醫學會的座右銘就是以愛注射（Inject with Love）！增生療法醫師多擅長以「張力整合結構」看待整體的結構，配合超音波、骨病學、功能性檢測找出疼痛的根因。並以「全人醫療」，關懷病人的結構、化學、情緒，三層面的健康，除了打針之外，也會關心病人的飲食營養、睡眠、運動、壓力、工作型態等。

	增生療法	介入性注射治療
目標	尋找「病灶」：軟組織（肌腱、韌帶、筋膜、關節等）	尋找「疼痛發生器」：神經
注射導引法	觸診、超音波導引	X 光導引
注射內容物	使用「增生劑」促進修復	使用類固醇、麻藥
常搭配的處方	普拿疼、營養補充	NSAID（非類固醇消炎藥）、類鴉片劑
思維	看整體：重視張力整合結構、生物力學、組織修復	看局部：阻斷痛覺神經
急性期處理法	神經解套注射、神經旁注射療法（神經增生療法）	止痛幫浦，如病人自控式止痛（PCA）

◎ 受過訓練的再生注射療法醫師 vs 未受過訓練的打葡萄糖／PRP 醫師

受過訓練的再生注射療法醫師或增生療法醫師，最珍貴的就是「不是打針而已」！

一位年輕病人因為「髕骨肌腱炎」在其他診所打過增生療法，還是沒有痊癒，於是轉介給我。

坊間醫院或診所，現在隨處可見在打葡萄糖或 PRP，就算沒在打的醫師可能也知道，目的在於促進肌腱韌帶修復，所以一般醫師會想說：「髕骨肌腱」打類固醇恐有斷裂風險，於是來打葡萄糖。這是好事，減少類固醇使用，且在大部分病人即可顯著改善。

受過訓練的增生療法醫師，會了解整個生物力學，知道慢性髕骨肌腱炎多與後十字韌帶不穩定有關；此外腳踝、髖關節，甚至全身都會檢查。該病人在增生療法注射後十字韌帶後，症狀改善。

增生療法醫師的特色

1. **看人看整體**：病史、理學檢查詳盡，了解結構、化學、情緒對疾病造成的影響。

2. **找根本原因**：不會治標不治本，熱愛學習、抽絲剝繭，遇到療效不佳時，會找尋別的原因。善用超音波等影像檢查和臨床結合，不過度解讀。

3. **以愛注射**：充滿愛心與耐心，關心病人的反應，給人希望，同時又不說誇張的話嚇唬人。態度真誠，覺得你需要什麼就說什麼；有時是自費的，如果你無法負荷會幫你想替代方案。

PRP增生療法→主要治療的症狀

頭頸部、頸胸椎	肩頸痠痛、小面關節痛、頸椎骨刺、頸椎滑脫、頸椎間盤突出、頸源性頭痛、甩鞭症候群、巴劉氏症候群、慢性頸椎疼痛、膏肓痛、落枕、大枕神經頭痛、三叉神經痛、顏面神經痛、頸部痠痛、肋間神經痛、斜角肌症候群、顳顎關節痛、肌筋膜疼痛症候群、頸舌症候群
肩部	肩關節扭傷、肩旋轉肌袖肌腱撕裂傷、肩夾擠症候群、臂神經叢炎、胸廓出口症候群、肩關節不穩定、肩關節盂唇損傷、肩鎖關節炎、肩退化性關節炎、二頭肌腱炎、五十肩、胸鎖關節炎、胸小肌症候群、鎖骨上神經炎
手肘	網球肘、高爾夫球肘、肘關節炎、三頭肌腱炎、鷹嘴突滑囊炎、尺神經壓迫（肘隧道症候群）
手腕部	腕關節扭傷、三角纖維軟骨損傷、拇指/手部退化性關節炎、媽媽手、板機指、遠端橈尺關節不穩定、掌骨退化
腰部、薦椎	下背痛、腰椎骨刺、腰椎滑脫、腰椎神經孔狹窄、腰椎退化性關節炎、椎弓崩解、脊柱狹窄、薦髂關節痛、閃到腰、坐骨神經痛、會陰神經痛、上臀皮神經痛、梨狀肌症候群、恥骨聯合痛、腰椎手術失敗症候群
髖部	髖退化性關節炎、髖關節盂唇損傷、大轉子滑囊炎、股四頭肌腱撕裂傷、膕旁肌腱撕裂傷、外側股皮神經痛（感覺異常性股痛）、閉孔神經痛、鼠蹊痛
膝部	膝退化性關節炎、膝關節骨刺、前/後十字韌帶損傷、半月軟骨損傷、髕骨肌腱炎、髕股疼痛症候群、髕骨外翻、跑者膝、貝克氏囊腫、慢性膝痛、內膝痛、鵝掌滑囊炎、奧斯古德病、髂脛束症候群、隱神經炎、總腓神經壓迫、術後疼痛
足踝部	踝關節韌帶扭傷、踝退化性關節炎、足底筋膜炎、阿基里斯肌腱炎、內脛壓力症侯群、跗隧道症候群、Baxter神經（足底筋膜）、摩頓氏神經瘤、蹠骨痛

我們一直在說找出「根本原因」，到底什麼是根本原因？

關鍵在於找出 A.T.M.

就操作型定義，如果找出根本原因的話，理論上應該處理完症狀就好了，其他問題也迎刃而解。例如肩痛，在糖尿病患者中的比例比較高，可是你診斷出來，控制血糖他的肩痛就會好了嗎？很難。

Antecedents 前因	**T**riggers 觸發事件	**M**ediators 維持因素
基因或後天的因素，導致病人有生這個病的傾向。	刺激症狀產生的因素。可以是某個單一事件，也可以是某特定的人事時地物。	生理、心理、社會等因素，導致病人產生這樣的病理變化或失能。通常持續發生，增加適應負荷，也是最難找出來的。

因為那只是「維持因素」而已，前因、觸發事件、其他造成病理變化的原因都要找出來，並加以治療才有用。找尋根因有時是個漫長、充滿挑戰、充滿愛與互信的過程，學習增生療法的過程中，為了解決病人和我自己的病痛，我彙集各家各派對疼痛根因的不同看法，寫這本書。還有一個契機就是太多病人問「為什麼我的痛不會好？」我試圖用完整的方式，加上幾個臨床上的例子，為大家一一解說。

Part 2

為什麼我的痛不會好？

「觀念篇」

不穩定當然不會好！——

不會好的終極原因：結構性、化學性、情緒性

◎「痛」是什麼？

國際疼痛研究學會（International Association the Study of Pain, IASP）將疼痛定義為「由真正存在或潛在的身體組織損傷所引起的不舒服知覺和心理感覺」。

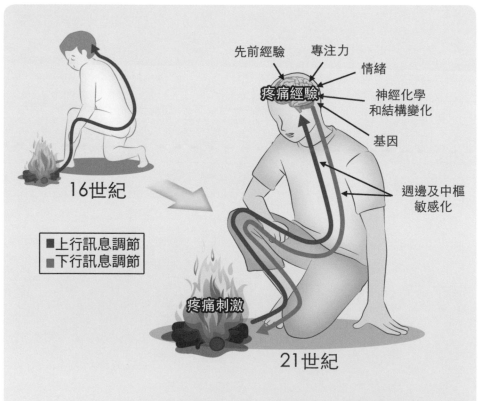

▲ 16世紀時我們以為疼痛不過是一個刺激傳到大腦；現在隨著腦神經科學的發達，我們發現疼痛也受到過往經驗、情緒、基因等下行路徑的調控。

十六世紀時，我們認為「痛」只是傷害傳入腦部的上行路徑；隨著神經學研究愈發達，我們發覺涉及範圍愈廣：還有下行路徑，受到先前經驗、情緒、神經傳遞物質、荷爾蒙、基因等調控。這就是為什麼踩到同一塊石頭，有人大痛，有人小痛。

疼痛是主觀的感覺，不只身體組織損傷（結構）的部分，與化學、情緒息息相關。疼痛的分類法繁多，依「時間長度」可分急性、慢性，一般分界是三個月。

● **急性疼痛是人體的警報器**，保護身體避免更多的傷害。例如我們手碰到火，不痛的話，會被一直燒下去。

● **慢性疼痛不是警報器，是疾病！**它沒有防護的功能，疼痛程度與組織受損程度也變得不相干（你可能傷得很輕或組織已經修復完

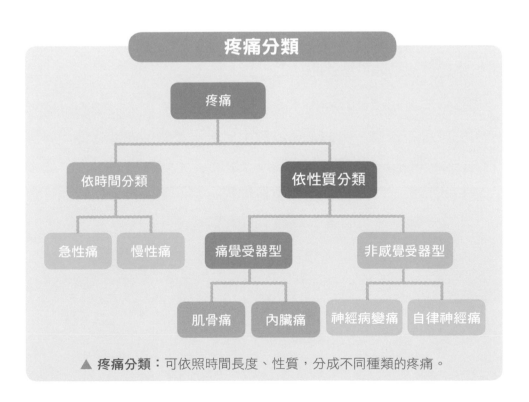

▲ **疼痛分類**：可依照時間長度、性質，分成不同種類的疼痛。

全，可是痛得要命），只會逐步瓦解你的結構、化學、情緒穩定。

1. 結構方面：很多時候歪的永遠歪、緊的永遠緊、鬆的永遠鬆，身體只會代償，代償成功還好，代償失敗（**過久、過度、疲乏**）則引發更多代償，疼痛擴散如星火燎原；沒有調整或治療無法獲得改善。

2. 化學方面：很多人會問「這麼久還在發炎？」沒錯，這些慢性發炎物質不會散去，只會愈來愈敏感化，刺激中樞神經，甚至到伏隔核、蜥蜴腦！到最後脊髓、腦內神經傳導物質環境都被改變了！所以才會說「**慢性疼痛是腦的疾病！**」，因此也深深影響情緒，這就是為什麼「**認知行為療法**」是醫學實證下背痛最有效的治療之一。

另外，**疼痛亦可依「性質」可分為：肌骨痛、內臟痛、神經病變痛、自律神經痛**。後兩者已牽涉了疼痛的「中樞敏感化」，有複雜的神經生理機制在裡面，簡單來說，就是腦和脊髓在你的疼痛經驗扮演比周邊組織更重要的角色。

同時，這些疼痛分類也不是二分法，你很有可能同時有身體疼痛和交感神經疼痛，例如手術或腦中風後的複雜性局部疼痛症候群（Complex Regional Pain Syndrome, CRPS），病人會有腫大、發冷或發熱的現象，與交感神經和中樞神經有密切關聯，治療須多管齊下，許多疼痛治療醫師視為最棘手的夢魘。

◎ 結構性、化學性及情緒性穩定是「健康金三角」！

脊骨醫學裡面將人體的健康分成「結構、化學、情緒」三個角色，各自必須處於穩定，三者也需要互相穩定，才能達到健康的最佳狀態：

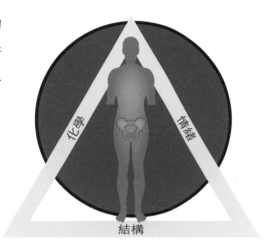

結構性穩定	硬體（機械性穩定）：筋膜、肌肉、肌腱、韌帶、關節、骨骼、軟骨等，也就是看得見、摸得到的身體組成，整個「生物張力整合結構」必須穩定；這也是「增生療法」的基本理論。
	軟體（功能性穩定）：「動作控制」，可以理解成協調性；你雖然上述結構正常，但懂不懂得如何「發力」，小腦（動作控制中樞）不會用。舉例來說，要穩定地拿起杯子，除了你的手腕本身的結構要穩定，你手會不會抖？有沒有辦法協調地控制你的肌肉穩定地拿起杯子，也是一門學問。
化學性穩定	神經傳遞物質、荷爾蒙、營養（維生素、礦物質、氨基酸等）、重金屬、毒素、過敏原、免疫力、酸鹼值、甲基化、基因、粒線體等，這些我們雖然肉眼看不到，但化學實驗室裡可以檢驗出來的物質。
情緒性穩定	情緒、地場壓力、靈性、超我、訊息、能量、脈輪、宗教、業力等。

◎「病來如山倒，病去如抽絲」為什麼病那麼難好？

在高齡醫學學習「虛弱」時，有個詞叫適應負荷量（allostatic load，或稱身體調適負荷量），包括腰臀比、血壓、血脂等抽血檢測、皮質醇等尿液檢測。但到底適應負荷量是什麼？

想像你提著一個「壓力桶」，「結構性壓力」、「化學性壓力」、「情緒性壓力」，都像是水龍頭，不斷增加「壓力桶」的重量，增加適應負荷量！

接受治療、運動、營養、睡好覺、面對自己、感恩、冥想等，就像將桶子接了個排水管，釋放壓力，減少適應負荷量。

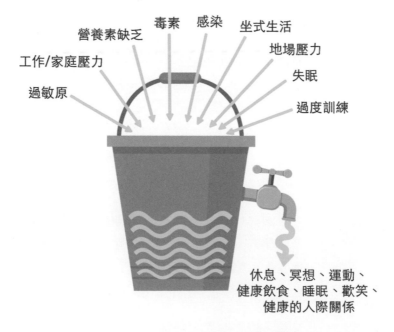

▲ 壓力桶理論：各種壓力每天灌入，我們應設法排空。

如果有一天，突然來的壓力（三個水龍頭一起開？排水管又塞住了？）讓你提不動這個桶子，你就病發了！這就是「病來如山倒」。

遇到如此多的毒素、壓力，又無力排解，身體只會做兩件事情。

● **儲存或隔絕**：例如形成良性或惡性腫瘤、囊腫、甲狀腺問題、子宮或攝護腺問題等。

● **用「另類」的方法排出**：皮膚症狀（紅疹、蕁麻疹、乾癬等）、氣喘、過敏、拉肚子等，及最重要的「疼痛」。

壓力的累積是一點一滴的。如果你懂得適時釋放壓力桶，讓它時時處於輕盈的狀態，面對突如其來的壓力，你就能安然無恙！

病人常常很驚訝，我的痛是最近的，為什麼和很久以前的傷會有關？這就是原因。了解你的壓力桶，從很久以前就開始累積了，有時候那才是根源。

那為什麼「病去如抽絲」呢？很可惜，在你爆發的那一刻，你

	水龍頭（入）	排水管（出）
結構性壓力	久坐、不良姿勢習慣、運動傷害、車禍、跌倒	徒手治療、運動、注射治療
化學性壓力	基因傾向、腸漏症、環境（自體免疫三重奏）、菸酒、失眠、營養不良、食物過敏原、藥物、重金屬、毒素、感染、電磁波	提升免疫、神經荷爾蒙、消化、粒線體、排毒、代謝功能：戒菸、戒酒、排除性飲食、流汗、營養、睡好覺。
情緒性壓力	心理創傷、家庭、友情、愛情、事業、經濟壓力	原諒、感恩、愛、冥想、宗教信仰、認知行為療法

的結構、化學、情緒，都以等比級數地加壓（這是人體的設定，人遇到緊急危難時，壓力荷爾蒙會有幫助），或過了無法回頭點（point of no return）。

此外，這個「壓力桶」的排水孔可能已經堵住了；需要多管齊下，很多專家一起幫忙抽水減壓，才能改善。

結構、化學、情緒會相互影響，情況不嚴重的時候，只解決其中一樣，其他兩樣或許能跟著迎刃而解；有時候只處理其中一樣，另外兩樣聞風不動，三樣必須一起處理。有時候需要找到根因的A.T.M.（前因、觸發事件、維持因素），才能預防、治標、治本。

◎ 「為什麼發炎到現在還不好？」

每次我幫病人做超音波檢查，告訴病人這裡有「發炎」，馬上會聽到的問題就是「發炎那麼久，怎麼還不會好？」

會有這樣的疑問，完全可以理解：因為我們總是有記憶，以前年輕的時候受傷一下子就好了！那你就要想想：你現在的身體狀況，跟年輕的時候有什麼不一樣呢？發炎一直不會好，回到我們「健康金三角」的理論，可以歸納：

● **結構性不穩定**：生物力學結構沒有改變，發炎當然不會好。大腦和身體會走「最低阻力路線」（path of the least resistance），神經肌肉控制沒有改變，愛用的代償一直在代償，過度使用當然會發炎。

● **化學性不穩定**：身體的環境讓一直處於慢性發炎狀態。

● **情緒性不穩定**：緊張、焦慮、憂鬱、壓力都會使身體發炎。

糾結於影像診斷當然不會好！──

膝蓋痛都是「膝退化性關節炎」？肩膀痛都是「旋轉袖肌腱撕裂傷」？腰痛都是「骨刺」或「椎間盤突出」？

◎ 疼痛和你想的不一樣，痛≠傷！

很多病人會認為「我這麼痛，一定有個嚴重的疾病！」、「我一定傷得很厲害！」、「我要一直追蹤影像，到影像好才算好！」，讓我們來看看下列兩張磁振造影，被大家認為是最精細的影像檢查。

➡ 你猜誰比較痛？

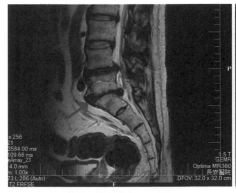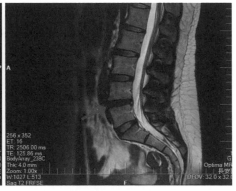

▲ 左：腰椎第五節和薦椎第一節之間的椎間盤嚴重，併有滑脫。

▲ 右：腰椎第四五節椎間盤有點黑黑的，表示開始有點脫水。

左側這位磁振造影嚴重異常的病人偶爾腰痠而已，生活作息也未受影響。

右側這位磁振造影只有輕微異常的病人痛不欲生，無法彎腰、無法久坐，須止痛藥及安眠藥才能入眠。

早在1994年首屈一指的醫學期刊《新英格蘭醫學雜誌》就發表，找無症狀的人做磁振造影，64%都有椎間盤異常。

儘管許多專家大聲疾呼過度使用磁振造影可能導致不必要的手術，仍然遏止不了這股浪潮。臨床上依舊非常多一進診間，就要求要照磁振造影的病人（台灣亦如此）。於是華盛頓大學的神經影像學家 Jeffery G. Jarvik 想出了一個方法：在報告中加註「上述發現在正常人中也可能經常出現，儘管我們報告其存在，仍須謹慎解讀是否符合臨床症狀。」結果發現接受到此訊息的病人，不再汲汲營營要求更多的醫療評估，不會一直要求追蹤，甚至連拿的藥都減少了。因為他們瞭解了他們的疼痛並非源自什麼恐怖的疾病，焦慮感降低，懂得開始尋求運動或復健等治療方式。

疼痛是很複雜的，不是說傷得愈嚴重，疼痛愈嚴重。眾多研究也告訴我們：影像的嚴重度跟臨床疼痛度也沒什麼關係。有很多研究抓了一堆毫無症狀、完全沒有疼痛的病人做磁振造影等檢查，結果發現他們的椎間盤突出超嚴重、或者退化性關節炎超嚴重、或者旋轉袖肌腱撕裂傷超嚴重，可是臨床上一點症狀都沒有。相反地，很多痛的要死的病人，影像上找不到什麼東西。疼痛不代表有嚴重的結構變化。「劇痛」只代表了產生了很多疼痛的化學物質，那是「化學」，跟「結構」能畫上等號嗎？

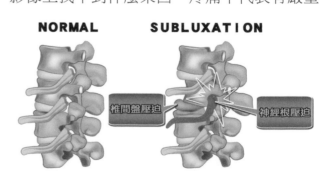

NORMAL　　SUBLUXATION

椎間盤壓迫　　神經根壓迫

▲ 即使椎間盤突出，但可能沒有症狀或不相關。1994年《新英格蘭醫學雜誌》結論是：腰痛的人做核磁共振，發現有椎間盤突出，可能是「碰巧發現」而已。

針對無症狀者做磁振造影，發現異常的數據比例

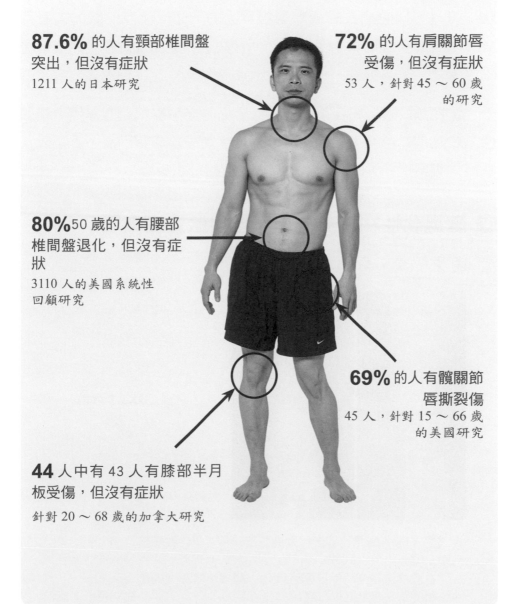

87.6% 的人有頸部椎間盤突出，但沒有症狀
1211 人的日本研究

72% 的人有肩關節唇受傷，但沒有症狀
53 人，針對 45 ～ 60 歲的研究

80% 50 歲的人有腰部椎間盤退化，但沒有症狀
3110 人的美國系統性回顧研究

69% 的人有髖關節唇撕裂傷
45 人，針對 15 ～ 66 歲的美國研究

44 人中有 43 人有膝部半月板受傷，但沒有症狀
針對 20 ～ 68 歲的加拿大研究

你已經很驚訝了嗎？所以當醫師和你說：「你的X光或磁振造影有異常」時，或許你該問：「請問它是否能解釋我的症狀？」而不是一口咬定它就是造成疼痛的原因。

我更驚訝的是 52% 的人願意因 MRI 異常而開刀，即使毫無症狀！可見影像對病人的衝擊是很驚人的，即使沒有症狀的人看到 MRI 異常，都想要藉由手術除之而後快了，更何況正在受痛苦折磨的患者？

這裡講的絕非「手術無用論」，而是必須審慎確認其臨床相關性！我之前在台北榮總的時候，外科手術成功率特別高，就是因為堅持「肌電學、影像學、症狀學」三者相符才手術！

◎ 膝退化性關節炎疼痛程度與嚴重度無關？！

再來一次，你猜誰比較痛？

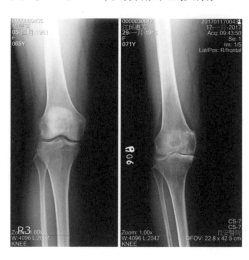

▲ 左：右膝內側腔室稍微比外側腔室狹窄，退化性關節炎第二期。
右：右膝內側腔室明顯狹窄且硬化、磨損、變形，退化性關節炎第三期逼近第四期。

左側這位痛到無法彎曲，無法走路、無法上下樓梯。右側這位僅有激烈運動後才痠痛，生活作息也未受影響。

很多人膝蓋痛去看醫生，照了一張 X 光，就說你是「退化性關節炎」，但這真的是你膝痛的原因嗎？我們知道「膝退化性關節炎」分為四級，第四級最嚴重，骨頭碰骨頭了，軟骨都磨光了，那就一定會很痛，一定要開刀了嗎？

膝退化性關節炎疼痛程度與嚴重度雖然有相關，但相關性並不大，尤其是女性。甚至日本大型研究 ROAD 發現，「股四頭肌的肌力」、「負重指數（WBI，*股四頭肌的肌力／體重*）」與疼痛度的相關性更為密切！也就是說，只要你股四頭肌的肌力夠，膝退化性關節炎即使是第四級也可能比第一級的人不痛，甚至只要貼個「肌內效貼布」或補充高劑量維生素 D 就能改善症狀了。

中文叫「退化」性關節炎，讓很多人以為就是老了，自然就會得這個病。不！哈佛大學研究發現，膝退化性關節炎的盛行率自二十世紀中期以來翻了一倍！推測其中最重要因子就是「肥胖」，而非年紀。

之前一個按摩機廣告，訴求「你猜，一天你磨損了多少次膝蓋？」受到運動界和復健醫學的撻伐，因為運動不會讓你退化或膝蓋磨損！照這理論，馬拉松選手的膝蓋一定最糟了？但事實正好相反，馬拉松選手的髖關節和膝關節的退化性關節炎比例還比一般人低！史丹佛大學費時 20 年的研究發現，跑者的膝蓋沒有比較容易退化，甚至更遠離手術。

與其說是磨損，不如說是生鏽！大腿都是脂肪，不懂得如何啟動股四頭肌，無法協調肌肉間的平衡；也就是不常用、不會用（專

業術語叫「動作控制失能」），才是膝退化性關節炎產生症狀的主因。似乎國外流行一句話：肌肉就是機油！（Motion is lotion!），想遠離關節退化嗎？多運動吧！

◎ 肩膀「旋轉袖肌腱撕裂傷」，趕緊復健吧！

有經驗的超音波醫師，在診斷「旋轉袖肌腱撕裂傷」跟磁振造影相比有 95% 的準確性，而且更能做許多動態檢查，評估病灶與疼痛的相關性。因為在診斷「旋轉袖肌腱撕裂傷」上有一個很大的陷阱，就是六十歲以上者，54% 都有「部分或全層斷裂」的旋轉袖肌腱撕裂傷，五十歲以上也有四成。旋轉袖肌腱撕裂傷，疼痛與嚴重度更是無關！來尋求我用增生療法的病人，在實務上我也很少只單純注射旋轉袖肌腱。

本人在撰寫此篇的當週，才正好有一位澎湖來的病人，回診很高興的說：「我的肩膀完全好了」，一回顧他的磁振造影，被診斷「全層斷裂」的旋轉袖肌腱撕裂傷！

一份針對「全層斷裂」的旋轉袖肌腱撕裂傷所做的研究發現，非創傷性者只要好好配合復健，也有七至九成的治療成功率，更何況佔大部分的「部分斷裂」？再加上葡萄糖增生療法（已有第一級醫學證據）、PRP 自體血小板（超音波導引療效較佳），都對旋轉袖肌腱撕裂傷有不錯的療效。因此，只要不是嚴重創傷或棒球選手等運動員，旋轉袖肌腱撕裂傷的治療，都應以保守治療為主！

創傷性者做復健也有不錯療效，但比非創傷性者差；因此目前認為如果是「創傷性」旋轉袖肌腱撕裂傷，可及早手術，尤其是嚴重失能無力、有高強度運動需求者。

找不到原因當然不會好！——

歸組壞了了？－不如做個全身評估吧！談「SFMA 精選功能性動作評估」

◎ 全身痛，找不到原因？

有感人體是如此的環環相扣，很多人脖子痛、腰痛，到底是分別的兩個問題或著是夾在中間的胸椎是元兇？很多醫師，甚至病人都感覺到，自己對角線的肩膀和屁股痛，可能是中間（胸腰筋膜）的問題？到底要如何證明？我們需要一個「快篩」工具！

精選功能性動作評估（Selective Functional Movement Assessment, SFMA）是近年來非常受到注目的全面性評估方式！

SFMA 精選功能性動作評估：上肢動作分析

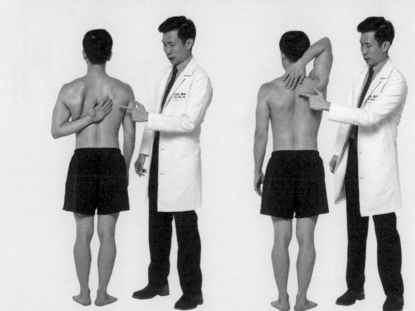

因為它可能是目前最有系統性、最有邏輯性、最具全面性、且最具說服力的評估方式之一！

　　它是個篩檢，找出你全身上下（**包括上頸椎、下頸椎、胸椎、腰椎、薦骼關節、肩關節、肘關節、髖關節、膝關節、踝關節**）倒底哪裡有問題？哪個問題最嚴重？

　　只要七個動作，有問題的再深入分析，大約 30 分鐘（**較複雜患者可能需要更長時間**）的檢測，就能讓你的疼痛無所遁形！最厲害

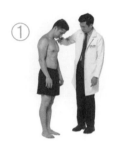
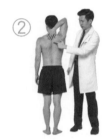
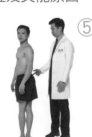
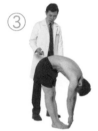
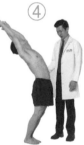
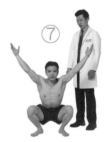
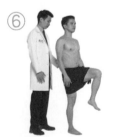

SFMA精選功能性動作評估

從七個動作分析
找出身體的失能部位及失能原因

這七個動作包括：

❶ 頸椎動作：頸椎前彎、後仰、旋轉

❷ 上肢動作：手從上方和從下方去摸對側肩胛骨

❸ 軀幹彎曲動作：彎腰

❹ 軀幹伸直動作：後仰

❺ 軀幹旋轉動作　❻ 單腳站立　❼ 深蹲

的是它還可以分辨出是關節軟組織的問題，或是神經肌肉控制的問題？甚至什麼樣的治療最適合！

通常會殊途同歸，七個動作的檢測結果指向某個最嚴重的問題。當然，也有可能同時有若干個問題要處理。臨床很常聽到病人會說：「我蹲不下去」、「我蹲下去的時候膝蓋會痛！」用這套分析方式，很輕易就可以找出蹲不下去的原因。

什麼樣的人適合做 SFMA 精選功能性動作評估？
1. 長期疼痛，想要找出原因的人
2. 疼痛在擴散的人
3. 多處疼痛的人
4. 對稱性疼痛的人
5. 做某個特定動作會疼痛的人（如蹲、前彎、後仰、旋轉）

◎ 找出問題，然後呢？

SFMA 精選功能性動作評估最珍貴的價值，就是找出問題→決定有效治療方式，以縮短治療時間，治療師會給予相對的建議。

如同本書提到的，治療方式百百種，很多人一直不會好，因為一直在做無效的治療，就是因為沒有透過好的評估找到最適合的治療方式！我會根據SFMA精選功能性動作評估結果，將治療分成3個方向：

1.**某個關節軟組織太緊**→須要徒手治療，如鬆動術。

2.**某個神經肌肉控制、功能性不穩定有問題**→須要做動作控制訓練，如 Redcord 懸吊訓練、NKT 神經動能療法。

3.**某個肌腱韌帶太鬆、機械性不穩定（關節不穩定）**→增生療法。

◎「關節卡卡」和「動作控制異常」的差別！

這是我們的助理，原本兩肩都一樣僵硬，無法往下內轉。猜猜她的左側肩膀旋轉角度大幅增加，我們花了多少時間？

不到 10 分鐘！

這就是「神經肌肉控制」的力量！表示她的肩關節不是結構上真的有什麼東西卡住，不是硬體的問題，而是她的小腦（神經肌肉控制中樞）找不到控制肩膀肌肉的訊息，是軟體的問題。藉由一些感覺刺激、矯正性動作訓練手法，可以快速改善！

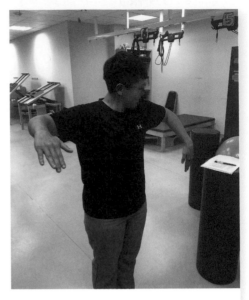

▲ 手臂水平時的內轉角度，原本兩側一樣彎不下來，經分析後發現是「動作控制異常」，右側在簡單的矯正性運動下立刻改善。

不管是硬體、軟體，都屬於「結構性不穩定」，其差異如下：

	特徵	治療
關節卡卡 組織或關節活動度受限 TED/JMD	硬體問題、機械性不穩定。被動角度＝主動角度，有結構受損、錯位等導致活動度真的過不去。	**徒手治療**：部分可立即改善，少數需時間慢慢拉開。較嚴重者可能需要增生療法、手術。
動作控制異常 （SMCD）	軟體問題、功能性不穩定。被動角度＞主動角度，換姿勢或別人幫忙可以增加角度，表示神經肌肉控制的問題。	**動作控制訓練、運動治療**：理論上可以立即改善，可能須持續做治療性運動維持。

如果自動門打不開，我們可以看看是不是有東西擋住了（組織或關節活動度受限）？或者是電線迴路有問題（動作控制異常）？如果是前者，應該把障礙物移開，也就是徒手治療；如果是後者，應該修理電路系統，也就是你的腦部和肌肉之間的神經控制是否有問題？

重點是找出關節活動度受限的原因。經由 SFMA 精選功能性動作評估可以快篩，迅速找出問題，並解決你的失能和慢性疼痛，何樂而不為呢？

SFMA 是一套發展完整的系統，連解決之道都有配套措施，八九成的肌肉骨骼問題都可以迎刃而解。

在我的診療經驗上，如果評估結果有太多動作控制異常，表示不是呼吸有問題，就是有更高位的核心問題尚未解決，需專家評估。

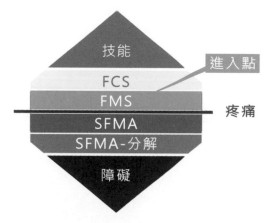

▲ 健康人應以通過「FMS功能性動作檢測」為目標；若有疼痛則以「SFMA精選功能性動作評估」為主，找出問題，解決後再往上進階。

SFMA 評估如果都沒有問題了，然後呢？其實它只是我們功能表現的低標！在這套系統裡面，有疼痛、有障礙者，先做 SFMA 找出失能並治療、矯正。若要有更好的運動表現，例如運動選手、教練，則可以進階到功能性動作檢測（Functional Movement Screen, FMS）和功能性能力檢測（Functional Capacity Screen, FCS），做更佳的矯正性運動和訓練。

骨盆歪斜當然不會好！——

腰痛 85% 找不出原因？從骨病學診斷「機械性下背痛」

◎ 命運多舛的腰椎第五節，髂腰韌帶是保命繩

薦椎像是個傾斜的燭台，腰椎一個一個地往上堆疊，這樣的相對位置使得腰椎第五節有一個不斷往前滑動的壓力！

可以想像腰椎第五節像是在屋簷斜坡上辛苦工作的員工，隨時有滑脫的風險，非常辛苦，連它的腹枝神經都有別於其他腰椎，容易被夾擊（far out 症候群）；我們的身體可以說是想盡一切辦法要把第五腰椎拉回來！

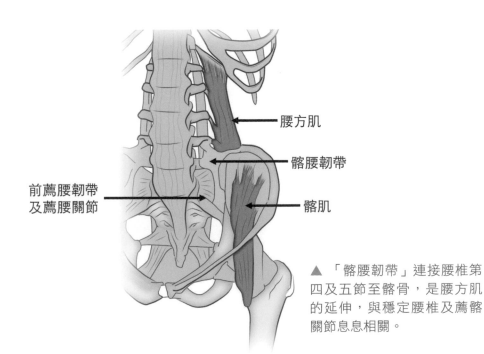

腰方肌

髂腰韌帶

前薦腰韌帶及薦腰關節

髂肌

▲「髂腰韌帶」連接腰椎第四及五節至髂骨，是腰方肌的延伸，與穩定腰椎及薦髂關節息息相關。

韌帶是非常堅硬的組織，如果你把雞骨、牛骨的韌帶（骨頭接骨頭的結締組織）拿來燉煮，和軟嫩的肌腱（肌肉接骨頭的結締組織）不一樣，它還是非常堅韌的。但一旦不當使用或受傷，它是極度難以自我修復的！

第五節腰椎的保命繩就是「髂腰韌帶」，可謂堅韌不拔，它最大作用就是避免腰椎第五節往前滑脫，有問題的話，最明顯的症狀就是彎久、坐久站起來會腰痛。

在大體解剖室我們試圖拔起，可以拉起整個骨架！它從腰椎第四及五節連接到髂骨，和腰方肌（最容易失能的肌肉之一）、前薦髂韌帶相連，底下是髂肌，筋膜鏈上屬於「深前線」的一部分；因此久坐、呼吸不當、薦髂關節不穩定、腰方肌無力、深前線失能，都會影響髂腰韌帶的運作，失能後我們閉氣搬重物，就會傷到它。傷到髂腰韌帶下一步，接著遭殃的當然就是腰椎第四及第五節了。

◎ 「骨病學」是脊椎生物力學處理「腰薦髂複合體」的專家！

腰痛 85% 找不出原因，也就是 X 光、磁振造影看不到骨刺、椎間盤突出等問題，或影像問題與症狀無關。主因就是腰痛成因太複雜，因此被歸類為「**非特異性下背痛**」或稱「**機械性下背痛**」；「**機械性**」指生物力學的問題，若我們想像脊椎是一個一個積木的話，85% 的人積木本身沒有破損，只是「堆歪了」，這樣可以理解吧！

我所接觸的治療理論中，骨病學（osteopathy）把積木到底怎麼堆歪的說得一清二楚，如果對脊椎骨骼生物力學有興趣的醫師，強力推薦，因為它是邏輯最清楚的。它把脊椎、骨盆異常狀況區分精細，這裡只點出幾個常見且重要的：

一、髂骨相對於薦骨的失能 iliosacral dysfunction

1. 髂骨前轉 anterior rotation　2. 髂骨後轉 posterior rotation

二、薦骨相對於髂骨的失能 sacroiliac dysfunction

3. 薦骨前扭轉 anterior torsion：包括右繞右 right on right、左繞左 left on left。

4. 薦骨後扭轉 posterior torsion：包括右繞左 right on left、左繞右 left on right。

三、脊椎失能

5. 卡在屈曲 FRS：卡在側右轉右 FRS Rt、卡在側左轉左 FRS Lt

6. 卡在伸直 ERS：卡在側右轉右 ERS Rt、卡在側左轉左 ERS Lt

如下圖，重力線在髖臼之後，腰椎前彎時，骨盆、薦椎可以同時向後滑動，順水推舟，功能正常。如果久站或搬重物時，如下右圖，重力線在髖臼之前，造成「骨盆前轉」，拮抗薦椎滑動的力矩，就像是剪刀夾起來一樣，功能受限。而薦椎滑動功能對於薦顱椎律動（rhythmic sacrocranial vertebral oscillation, RSVO）、呼吸，都至關重要。

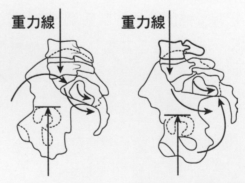

▲ 左圖：重力線在髖臼之後，功能正常。右圖：重力線在髖臼之前，功能受限。

如下圖，若右側骨盆前轉（*此時右腳較長*），左側相對後轉，則薦椎沿著右斜軸往左看（*逆時鐘後扭轉*），腰椎會卡在屈曲側右轉右（FRS Rt）。而這樣的「腰薦髂複合體失能」也會導致上述左側的髂腰韌帶損傷或鬆弛，應做生物張力整合體考量，先處理恥骨，接著髂骨前後轉、腰椎失能、薦椎扭轉。

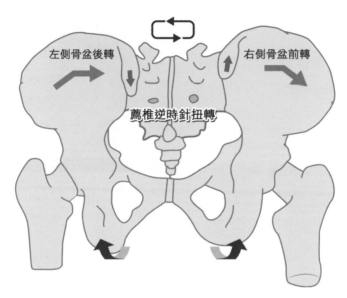

左側骨盆後轉　　右側骨盆前轉

薦椎逆時針扭轉

▲ 身體的生物張力整合體牽一髮動全身，骨盆旋轉、薦椎扭轉，脊椎和下肢也連鎖受到影響。從後側看薦髂關節，若功能正常，能夠減少腰薦椎間盤的壓力。腰椎、薦椎、薦髂關節、髂骨息息相關，總稱「腰薦髂複合體」。

看起來很複雜（*的確也很複雜*），我只想強調二點：

1. 多數的「長短腳」、骨盆歪斜、薦椎扭轉、脊椎錯位可以藉由骨病學徒手療法（OMT）調整回來。

2. 脊椎骨盆歪斜的種類有多少，治療的手法就有多少。脊椎失能可能卡在屈曲或伸直，頸椎也是同樣的道理，頸椎痛一直往後仰就會好、腰痛一直前屈或反折就會好，都是不正確的。治療動作都

要量身定做，絕對沒有一招可以闖天下，沒有一個動作可以治百病！

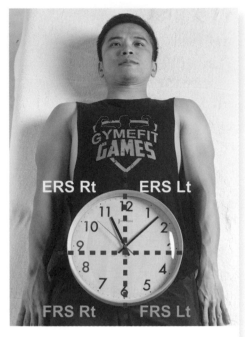

◎ 每天清理你的「骨盆時鐘」，想腰痛也難！

如獲至寶！徒手運動治療都需經評估後量身定做；「骨盆時鐘」是一個簡易的自我篩檢方式。在密西根州立大學進修時（Greenman 骨病學發源地），向大師級物理治療師 Mark Bookhout 學習「骨病學運動處方課程」時，看到「骨盆時鐘」這個可以同時當評估和治療的工具，真是太興奮了！

▲ 利用「骨盆時鐘」快速找出脊椎失能。

想像骨盆有一個時鐘（如上圖），它對應上述的脊椎失能，請留意你「幾點」卡卡的？還有特別針對「該點」的運動治療喔！（可以在我的部落格找到相關影片）

日常保養的話，可照以下方式，清理你的骨盆時鐘：

1. 十二點和六點，來回重複 3 次。

2. 三點和九點，來回重複 3 次。

3. 順時鐘轉 3 次。

4. 逆時鐘轉 3 次。

—掃我看影片—

骨盆時鐘示範

◎「疼痛最有效的治療是運動！」腰痛的終極療程

2018 年《刺絡針》雜誌出了一篇重量級的文章，談論下背痛治療的醫學實證，在慢性下背痛建議的第一線治療（**超多研究證實有效**）的治療只有四個，不是藥物、打針、開刀，而是**維持活動、衛教、運動治療、認知行為治療**。整理如下表：

	急性下背痛（<6 週）	慢性下背痛（>12 週）
維持活動	第一線治療，建議常規使用	第一線治療，建議常規使用
衛教	第一線治療，建議常規使用	第一線治療，建議常規使用
表淺熱（熱敷包）	第二線治療	證據資料尚不足
運動治療	慎選病人使用	第一線治療，建議常規使用
認知行為療法	慎選病人使用	第一線治療，建議常規使用
脊椎徒手治療	第二線治療	第二線治療
按摩	第二線治療	第二線治療
針灸	第二線治療	第二線治療
瑜珈	證據資料尚不足	第二線治療
正念舒壓	證據資料尚不足	第二線治療
硬脊膜上類固醇注射	不建議	慎選病人使用
椎間盤切除術	證據資料尚不足	第二線治療
椎板切除術	證據資料尚不足	第二線治療
脊椎融合術	證據資料尚不足	角色不明

[此表]摘錄自《刺絡針》期刊「急慢性下背痛的治療指引」。

腰痛相關運動治療百家爭鳴，骨病學徒手療法藉由邏輯性的生物力學評估，爾後應用鬆動術、快扳法、肌能技法、拮抗放鬆、筋膜放鬆等手法，矯正腰椎和骨盆，減輕下背痛、減少止痛藥使用，有非常好的效果。

薦髂關節在腰痛扮演非常重要的角色。薦髂關節的檢測中，傳統上多利用鬆動技巧偵測其穩定性，唯獨 DonTigny 測試是針對薦髂關節的「動態穩定」，所以我在此特別推薦。

DonTigny 測試同時還可以當運動，所以根據「評估、治療、放鬆、刺激、活化、整合」的治療原則非常關鍵：

評估	骨病學評估，複雜者可能需要 SFMA 精選功能性動作評估。
治療	根據評估結果，施以徒手 / 運動治療、儀器治療。 增生療法處理腰椎、薦髂關節等韌帶的結構性不穩定。
放鬆	DonTigny 運動、眼鏡蛇式、其他代償者。
刺激	骨盆時鐘運動、腹內壓恆定運動。
活化	核心肌群動作控制訓練，活化弱連結，尤其臀大肌，因為「沒有好的臀大肌，就沒有好的薦髂關節」。
整合	配合垂死之蟲運動（核心）、短足運動（走路）等，整合到日常生活。

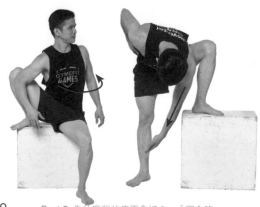

▲ 自我DonTigny運動，不管坐姿、躺姿都可以做，原則都一樣，「膝→腋」（knee to axilla）的伸展。

轉移痛沒找到根源當然不會好！——

轉移痛都是壓到神經？還有多少「痛 -tome」？

觀念五

◎ 最有名的轉移痛：皮節（dermatome）

從醫學生時代，所有醫師的訓練就是壓迫到神經根可能會有往下傳遞麻痛的感覺，稱之為「皮節」，甚至可以用抬腿測試，來看看是否有壓迫'？

「皮節」最典型的轉移痛

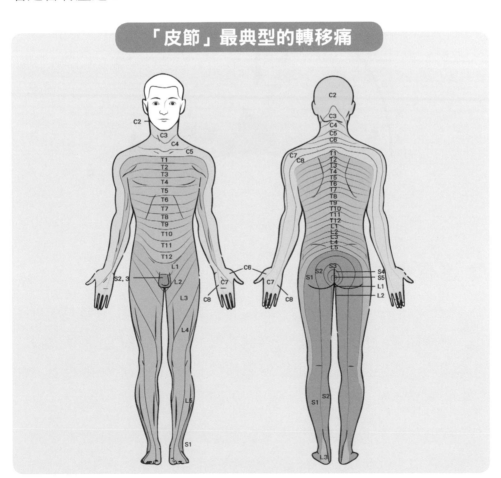

「皮節」當然是真實存在的，可是只有這個嗎？只有神經根壓迫會產生轉移痛嗎？很多研究發現，除了神經、韌帶、肌筋膜、小面關節、椎間盤等軟組織受到壓迫或刺激也會有「轉移痛」，可惜許多醫師並不熟悉。但這非常重要！因為正如前篇所說，85% 的下背痛找不到原因，表示至少 85% 的下背痛轉移形式並非依照皮節，亦非神經根壓迫；或許我們對其他的轉移形式有更多認識的話，找到根因的機率再高一點也說不定。

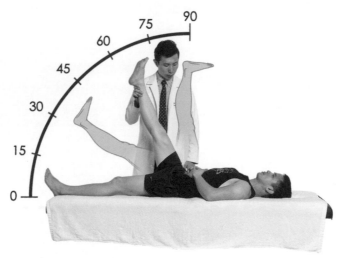

▲ 「抬腿測試」看神經根是否遭壓迫？

◎ 還有多少「痛 -tome」？

　　轉移痛的形式多命名為「-tome」，發音似「痛」，真是太貼切了。轉移痛最大的特徵，就是疼痛範圍一大片，隱約在那裡又摸不到的悶痛，例如肩膀痛，但怎麼壓都沒有痛點，要壓到頸椎五六節的小面關節才痛，說明肩膀痛是該小面關節的轉移痛。

　　認識一下各種轉移痛地圖，說不定會發現某張圖跟你的疼痛形式極為相似！因此找到疼痛源頭也說不定！

痛 -tome	原因	主要症狀
皮節痛 dermatome	神經根壓迫（感覺神經）	從脊椎到身體周邊的麻痛
肌節痛 myotome	神經根壓迫（運動神經）	肌肉無力
痛節痛 dynatome	小面關節受損	卡卡的、姿態性疼痛、小面關節壓痛，骨病學及增生療法較重視
盤源性疼痛	椎間盤損傷、突出	前彎困難、雙側或變側、突然的劇痛，Cyriax 徒手治療學派較重視
骨節痛 sclerotome	脊椎深層結構損傷，如深層韌帶、肌腱、骨膜	中軸性疼痛、椎旁肌緊繃、悶痛，中醫、生物注射、增生療法較重視
皮神經痛	周邊皮神經發炎、纏繞，或在穿過筋膜時遭夾擊	刺痛、緊繃感，神經增生療法較重視
韌帶轉移痛	韌帶損傷、鬆弛、不穩定	晃動感、有聲音、壓痛、某些動作或姿勢容易疼痛，增生療法較重視
肌筋膜轉移痛	肌筋膜疼痛症候群、纖維肌痛症	姿勢不當，肌肉緊繃，肌腹壓痛（激痛點）
內臟痛 viscerotome	內臟筋膜緊繃、發炎、沾黏，神經淋巴反射	疼痛有特定週期、久治不癒，骨病學、應用肌動學較重視

為什麼會有這麼多痛？其實表示在胚胎學上或組織學上有聯繫。而且臨床狀況更複雜，因為**你極有可能不只傷到一種組織**，於是各種「痛」重疊在一起。這就是為什麼「病去如抽絲」在結構性層面的原因，需要有經驗的醫師，抽絲剝繭，像剝洋蔥一樣一層一層治療，而非妄下斷論：「你的痛就是 XXX 來的！」

「痛 -tome」造成的疼痛部位

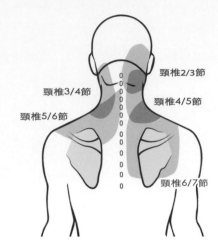

頸椎3/4節

頸椎2/3節

頸椎5/6節

頸椎4/5節

頸椎6/7節

▲ 痛節（dynatome）：小面關節的轉移痛，許多人肩頸痛和頸椎第四五六節的小面關節有關。

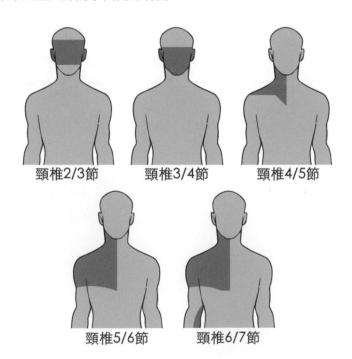

頸椎2/3節　　頸椎3/4節　　頸椎4/5節

頸椎5/6節　　頸椎6/7節

▲ 頸椎椎間盤造成的轉移痛，常有整圈式的疼痛。

「痛 -tome」造成的疼痛部位

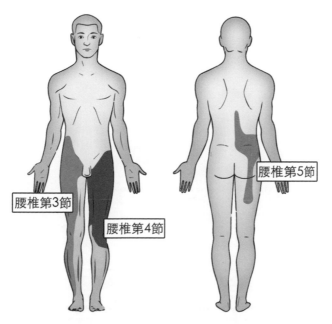

腰椎第3節

腰椎第4節

腰椎第5節

▲ 骨節（sclerotome）：許多奇怪的疼痛轉移形式可以在此找到答案，例如腰臀轉移到大腿前側的疼痛，可能是腰椎第四、五節的深層結構損傷。

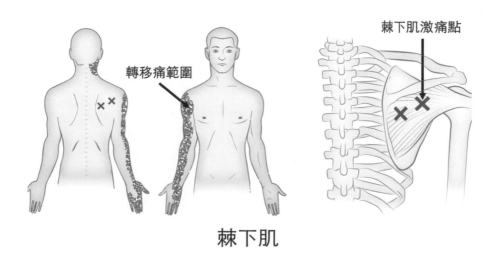

轉移痛範圍

棘下肌激痛點

棘下肌

▲ 肌筋膜轉移痛之一例：棘下肌的轉移痛很類似頸椎神經壓迫。

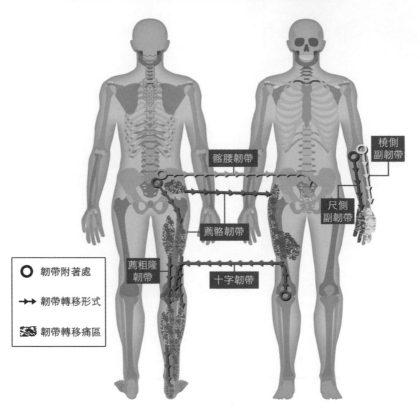

「痛 -tome」造成的疼痛部位

橈側
副韌帶

髂腰韌帶

薦髂韌帶

尺側
副韌帶

薦粗隆
韌帶

十字韌帶

○ 韌帶附著處

➤➤ 韌帶轉移形式

▨ 韌帶轉移痛區

外側股皮神經

閉孔神經

隱神經

▲ **韌帶轉移模式**：比較特別的是手肘的橈側副韌帶可能導致類似腕隧道症候群的症狀；薦椎附近的韌帶可能造成類似坐骨神經痛。

◀ **皮神經分佈**：例如內膝痛可能與閉孔神經、隱神經有關。做皮神經治療的醫師最愛提Hilton定律：支配一個跨關節肌肉的神經，必然也支配該處的皮膚和關節；因此甚至有人利用閉孔神經的關節枝來治療前十字韌帶。

修復不完全當然不會好！——

給運動員「通行證」！談「運動傷害」

◎ 「給選手通行證，而非禁足令！」：教練的煩惱「每次看醫生，就叫選手休息」？

2017 年 10 月 1 日「台灣增生療法醫學會」與「藍海曙光集團」共同舉辦一場「增生療法醫學跨領域研討會」吸引了超過四百位醫師、治療師、防護員、教練來參與，同時邀請數位台灣最頂尖的增生療法醫師（含括我在內），共同分享診療的經驗。其中，台灣運動醫學醫學會的秘書長林頌凱醫師，演講主題是「再生性注射國家隊經驗分享」，一開場就提到幾位運動員因為疼痛難耐無法練習，不禁問醫師：「醫生，我可不可以打針？」

結果發現阿基里斯腱斷裂、二頭肌腱斷裂、髕骨韌帶斷裂等慘劇，往往是因為打了「類固醇」！或是在運動員身上打類固醇，只是關節或韌帶，卻檢驗出該成分而提高被取消資格的風險。林頌凱醫師終於找到了「再生性注射」（即廣義的增生療法），幫助了無數的選手完成比賽，故事令人動容。

2017 年 6 月我曾發表一篇新聞稿，撰寫的內容是幫助一位即將比賽的年輕跆拳道選手上場比賽的故事，他因蹠骨受傷，疼痛難耐、無法練習，原本都要放棄了，當時我正值「台灣運動醫學醫學會」的訓練，想起秘書長林醫師說的：「給選手通行證，而非禁足令！」，採用「神經增生療法」診治，該選手的疼痛立馬大幅減低，可以開始進行練習及上場比賽，且獲得銅牌的殊榮。

沒有受過運動醫學訓練的醫師，可能會依照一般民眾的標準，叫病人休息，讓教練或防護員十分困擾。但其實針對不同領域的選手，考量標準是不一樣的。講一個極端一點的例子，今天如果是一位能夠參加奧運的選手，就算賽前嚴重扭傷了，只要不危及生命，醫師就是在不違反規定的情況下，也會想盡辦法讓他上場參賽。

◎ 運動員是非常適合「再生性注射」的！

　　賽前是選手們加強訓練期，也是運動傷害好發期，許多選手一輩子夢想站到奧運場上發光，但如果因受傷無法上場是會非常扼腕的！「神經增生療法」可幫助選手上場，又不會違反 WADA 禁藥的疑慮，加上貼紮、針灸等療法，在艱難狀況下，也能讓選手上場。

　　除此之外，使用 PRP 自體血小板或高濃度葡萄糖的增生療法，對運動傷害的修復也有極大的助益。可能是因為運動員底子好，我曾看過許多嚴重的肌腱韌帶損傷，在一般人身上可能要治療好久才會好，而在運動員身上打針一兩次，配合物理治療很快就痊癒了！如果運動員治療幾次無法改善，必有化學或情緒因素有待解決！我曾經遇到一位年輕的登山家，體格壯碩，治療數次未果，後來發現身體充滿黴菌，且對許多食物過敏原都呈現劇烈的反應。

　　運動員通常和教練、防護員、訓練師有很深厚的情感，如果打針沒有好，請相信專業的物理治療師有不一樣的介入治療方式，因為物理治療師處理大量的肌肉骨骼損傷、骨折、開刀的病患，對於疾病的徒手運動治療是非常專精的！等到病理處理完後，必定會讓你的教練、防護員、訓練師接手，加強提升運動表現的訓練（兩者是完全不同的領域），重返賽事指日可待！

Part 3
為什麼我的痛不會好？
「尋求專業協助篇」

肌腱韌帶受傷當然不會好！──

網球肘打了類固醇，復發率七成！治療有新招「增生療法」！

◎「網球肘」不要再打類固醇了！

打了之後一直好不了吧？甚至皮膚還出現反白。

根據研究，「網球肘」一旦打過類固醇，不但延遲中長期的修復，且三至六週內復發率 72%！一時緩解疼痛，但長遠的效果遠比物理治療，甚至不理它還差。

所以許多醫學期刊都大聲疾呼：「網球肘不要再打類固醇了！」

「網球肘」實為外上髁病變（lateral epicondylopathy），一般認為最常見是「橈側伸腕短肌」的肌腱病變。

請注意我用的是「病變」二字，而非「炎」。因為組織病理學發現，裡面並沒有發炎細胞！而是因為不當或過度使用，導致肌腱細胞壞死，身體為了搶救，找來了許多血管纖維母細胞，於是長了一堆異常的組織。

打葡萄糖或 PRP（富血小板血漿）增生療法，可以有效地改善網球肘，事實上這也是增生療法最早拿到「證據等級 A」的適應症。很多醫師剛開始打增生療法，也是從網球肘開始（因為安全、有效、簡單），讓他對這個新療法的問號變驚嘆號！

◎ 為什麼要注射肌腱韌帶？

這些部位血流較少，修復能力較差，一旦受傷，有時很難痊癒。但其實，我們人體本來還是有很好的自我修復能力，只要給他一個刺激，就能重啟修復反應。

同理，足底筋膜炎、退化性關節炎，也不是真正意義上的發炎；主因也是肌腱韌帶的病變，造成關節不穩定，因此非常適合增生療法。你會發現，這幾樣疾病也很適合震波治療，兩者有異曲同工之妙，因此範圍較大、怕打針者，震波（**不打針的增生療法**）也是很好的治療方式。

如果利用超音波，還可以一個進針點打通關！省去多點注射的痛苦。

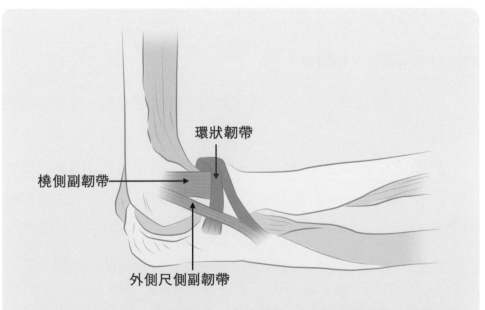

環狀韌帶

橈側副韌帶

外側尺側副韌帶

▲ 可以看到肘關節有橈側副韌帶、環狀韌帶、外側尺側副韌帶，三條形成穩定金三角！利用超音波動態檢查，可以觀察其穩定性，若有問題可以在超音波導引下注射這些韌帶，強化它們。

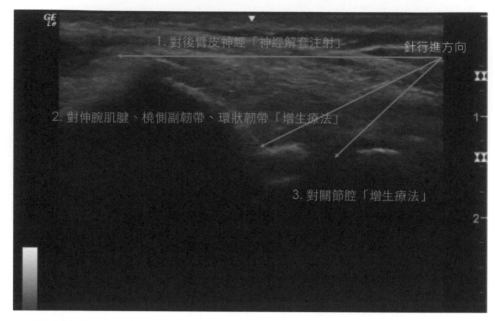

▲ 網球肘「一石五鳥」治療：利用同一進針點，先針對後臂皮神經做神經解套注射，治療同時降低之後的疼痛感；再注射受傷的橈側伸腕短肌腱、橈側副韌帶、環狀韌帶、關節腔。

網球肘治療還有 2 個眉角：

1. 神經發炎纏繞：若有後臂皮神經、橈神經發炎，需要同時治療。

2. 外側尺側副韌帶鬆弛會造成肘關節後外側旋轉不穩定（posterolateral rotatory instability, PLRI），此時遠端橈尺關節也要治療。

此外，難治性網球肘真的很複雜，是否有動作控制問題？是否有頸胸椎轉移痛？是否有肩胛骨不穩定？是否有整體筋膜問題？

幸好這些問題可以藉由 SFMA 功能性檢測出來。有時一個看起來簡單的問題，事實上大有學問。

神經發炎、纏繞當然不會好！──

媽媽手不只是肌腱炎？膝蓋痛是神經炎？腕隧道症候群可以用「神經解套注射」打通？

◎ 穿過筋膜的神經就像「轉彎處的少女」！

上西文課時老師提到都市傳說「轉彎處的少女」（la chica de la curva），有點像西洋版的「捉替身」，只是故事發生在車道轉彎處，表示轉彎處是容易出事的地方。

神經又何嘗不一樣？在穿過筋膜容易被夾擊！被稱之為「沙漏狀損傷」，這些容易夾擊的點，John Lyftogt 醫師稱之為慢性纏繞損傷點（chronic constriction injury, CCI）或 Valleix 點。

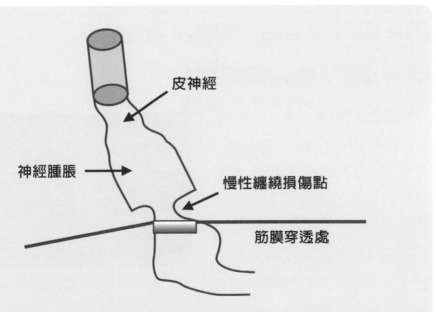

皮神經

神經腫脹

慢性纏繞損傷點

筋膜穿透處

▲ 神經解套注射、神經增生療法（皮下神經旁注射）的基本原理：神經在穿透筋膜時容易被夾擊，形成慢性纏繞損傷點。

例如我們的肋間神經，每天隨著我們呼吸，不停穿梭在筋膜間，如果撞到或憋氣搬重物，就有可能「卡住」，纏繞、發炎、腫脹，產生「慢性纏繞損傷點」缺血性傷害，現被認為與「缺氧、缺養」造成損傷有關（oxygen glucose deprivation, OGD）。

進而造成「神經性炎症」（neurogenic inflammation）；這和一般的發炎不一樣，並沒有大量的白血球浸潤，而是釋放許多令人不舒服的物質（如 P 物質、CGRP），許多慢性疼痛、神經痛、鈣化的重要原因！而低濃度的葡萄糖就能夠補充養分，抑制這樣的發炎過程。

愈來愈多醫師學會「神經解套注射」這技術！其實可視為「有超音波導引的深層神經增生療法」。它比傳統的神經阻斷注射（只在神經的一個點上打麻藥，使其神經訊號無法傳遞）更有效，因為它更重視打開壓迫的神經。因此有人大聲疾呼，現在已經從深層局部阻斷術的時代，演進到「神經解套注射」的時代！

◎ 什麼是「神經解套注射」？

「神經解套注射」利用低濃度葡萄糖（可以加一點麻藥，或使用 PRP 加強修復效果）打開神經與其周圍的組織，連造成神經痛的「神經的神經」（nervi nervorum）都得到舒緩順暢。台灣三軍總醫院的研究發現，對於「腕隧道症候群」效果卓越；並發表在可能改變

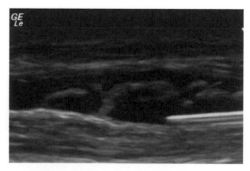

▲ 超音波導引下「神經解套注射」，針緊貼腕隧道症候群的正中神經之上，像是為它開路，不再受到壓迫！

未來治療方向的頂尖期刊！台大也發表案例，對於「媽媽手」的淺橈神經發炎，也很有效。

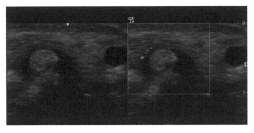

▲ 媽媽手傳統上認為是肌腱炎，可以看到肌腱的確腫脹一圈；表面的淺橈神經發炎，導致嚴重疼痛。也可以利用低濃度葡萄糖「神經解套注射」解決。

曾經一位中年油漆工，下工後膝蓋內側疼痛無法動彈！只能像螃蟹一般走路。

檢查後發現是「隱神經」急性發炎，做了「神經解套注射」後，立馬無痛，病人嘖嘖稱奇！

其實「隱神經」不止會急性發炎，很多內膝痛、鵝足囊炎也可以發現「隱神經慢性發炎」的現象。甚至**手術後有內側膝蓋疼痛，將這條神經「解套」之後，術後疼痛也能大幅降低。**

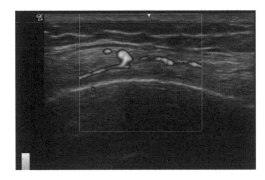

▲ 超音波紅色部分，可見膝關節的急性「隱神經發炎」，為內膝痛的常見原因。

下肢不同的區域有不同的感覺神經支配，每日行走（*尤其是有受傷過，或用不正確的動作*）很容易讓這些皮神經在筋膜之間穿梭，形成傷害，像是我們戴了手套又脫去時，手套因為摩擦變得殘破不堪（*脫套傷害 degloving injury*）。藉由「神經解套注射」可以讓它恢復原有的順暢。

◎ 「總算放鬆了！」皮神經是緊繃感的來源？

想當初我們「神經增生療法六劍客」前往西雅圖學習「神經增生療法」，John Lyftogt 醫師讓我們互相打針練習，多數人打完最重要的感覺就是「感到輕鬆」像小鳥一樣，活動度增加、疼痛舒緩。

一位病人只是打羽毛球，感覺胸椎緊了半年以上，陣發性沿著胸椎及肋骨疼痛，呼吸困難，有時還會痛一整天，無法往下摸腳趾；看遍中醫、神經內科、骨科、復健科，甚至連磁振造影、神經傳導檢查，沒有任何異常。吃藥、打針、復健、針灸，一直沒有改善。

一來我發現他兩側肋骨膨出，表示呼吸不全；軀幹右轉無力，竟是左側顳顎關節（曾經劇痛一個月）和呼吸橫膈造成。於是我幫他釋放左側顳顎關節、橫隔膜，針灸膻中、人中、嚼肌，軀幹右轉的力氣回來了，但還是覺得背側胸椎棘突又痛又緊，局部壓痛，無法下彎。

這時我決定還是要處理局部的問題。胸椎兩旁有許多細微的表皮神經，穿過筋膜而出，容易形成「慢性纏繞損傷點」，於是我在這些點注射低濃度葡萄糖，病人下床後立馬說「好鬆喔！」可以下彎了。

◎ 哪些神經可以做「神經解套注射」？

基本上表皮神經用傳統的 Lyftogt 神經旁注射療法（PIT 皮下注射、神經增生療法）就可以解套；深層的神經只要超音波看得到，都可以實施「神經解套注射」。**神經旁注射療法和神經解套注射的差別在於前者淺層，後者深層**；前者通常觸診導引注射即可，後者通常需要超音波導引注射。內容物都以低濃度葡萄糖為主，有些醫

師會加一點麻藥、類固醇、維生素B12，亦有醫師使用PRP、甘露醇。

可以做「神經增生療法」或「神經解套注射」的神經或適應症：

頭頸部、頸胸椎	落枕、枕下神經、三叉神經、頸部神經叢、頸椎內分枝神經、肋間神經、葡萄糖灌鼻腔（sweet nasal）
上肢	臂神經叢、鎖骨上神經、背肩胛神經（膏肓痛）、肩胛上神經、腋下神經、橈神經（旋前圓肌症候群、媽媽手）、尺神經（肘隧道）、正中神經（腕隧道）、網球肘、高爾夫球肘
腰薦椎	閃到腰、腰椎內分枝神經、坐骨神經、會陰神經、臀神經、葡萄糖尾椎注射（sweet caudal）
下肢	髂脛束症候群、外側股皮神經、前股皮神經、上臀皮神經、閉孔神經、生殖股神經、髂鼠蹊神經、隱神經、總腓神經、淺腓神經、深腓神經、腓腸神經、跗隧道症候群、Baxter神經（足底筋膜）、摩頓氏神經瘤。

◎ 再配合「神經鬆動術」效果加乘

剛打完「神經解套注射」，該怎麼樣保養，或讓效果更好呢？

第一招：「神經鬆動術」（nerve mobilization）

物理治療的徒手治療手法中有一招「神經鬆動術」，可以讓神經滑動，神經像一條滑索在滑輪之間溜來溜去，通暢後有更好的流動性，自然不會纏繞。做完「神經解套注射」，這時神經像是整條浸浴在葡萄糖水裡，更滑溜，正是做「神經鬆動術」的好時機。

第二招：徒手運動治療

當然，有結構不穩定的地方，也就是如果有骨頭卡卡的，也要調整，才不會阻滯神經的流通性；可以做所謂的「掌骨鬆動術」。

嚴重的「腕隧道症候群」也伴隨著動作控制異常，最常見的就

是屈腕肌與伸腕肌之間的肌力不平衡。可以先伸展屈腕肌（最好一路伸展「淺前手臂線」整條筋膜），再使用 Hand Master 這個小道具來訓練伸腕伸指肌。

第三招：超音波導入治療（phonophoresis）

「神經解套注射」後，要不要做復健？要！最適合做電療（刺激神經傳導）和「超音波導入治療」。美國的 Howie Rosen 醫師發明一條叫 ProloGel 的「增生療法藥膏」，成分就是葡萄糖和容易讓他浸入皮膚的乳化劑，有這一條的話，號稱不用打針，塗這個藥膏然後用「超音波導入」即可。

第四招：B 群營養加倍

維生素 B12 可以幫助神經傳導、修復、減少漏電。維生素 B6 在「腕隧道症候群」也是常用的配方，合併使用效果更好。

多發性神經病變、糖尿病神經病變，可以補充「硫辛酸」。另外，我常發現脂肪發炎的現象，這時維生素 D、維生素 E、魚油、SPM（特定促修復介質）等，就可以把發炎物質帶走。如果你想更精準知道該補充什麼脂溶性營養素，可以做脂肪酸平衡評估、抗氧化維生素評估。

◎ 多年的「腕隧道症候群」好了！揭露真面目！

一位遠道而來的病人，明明已經好了，但還是回診告訴我這個好消息：「醫生，不麻了！」

首先當然要正確診斷，她的確是典型的「腕隧道症候群」，只是做了幾次「神經解套注射」效果不彰。幫他做了「超音波檢查」，

發現正中神經腫到正常的三倍（0.30 平方公分）！

「動態超音波」發現是手腕動作時頭狀骨、舟狀骨極度不穩定，不斷壓迫正中神經；她每天要煮大量的菜，這根本原因不解決，根本不會好。於是處理「背側掌骨間韌帶」後，回診說完全不麻了。

背側掌骨間韌帶，或者舟月韌帶、手腕的屈側支持帶、掌側 V 韌帶，可能會造成掌骨反覆往前壓迫神經，都可能是造成「腕隧道症候群」的根本原因，所以病人在工作後、騎機車時會手麻，如果做一兩次正中神經的解套注射無法根治，應考慮手腕關節的穩定性。

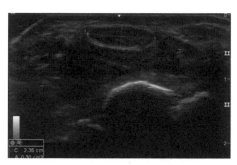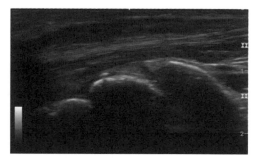

▲ 左圖：正中神經截面積腫到0.30平方公分（正常0.12平方公分以下）。
　右圖：頭狀骨、舟狀骨極度不穩定，不斷壓迫正中神經。

◎ 大魔王：你的「腕隧道症候群」不見得真的是腕隧道症候群！

醫學是複雜的，但是常見的疾病都差不多，所以許多醫師在診斷的時候也會參考「大數據」（流行病學）常見的疾病開始診斷，例如手麻就診斷「腕隧道症候群」。

典型的「腕隧道症候群」應符合下列條件：

1. 拇指側三指半鈍麻　　2. 拇指肌力弱　　3. 甩手減緩症狀

4. 手腕厚度：寬度 >0.67　　5. 年齡大於 45 歲

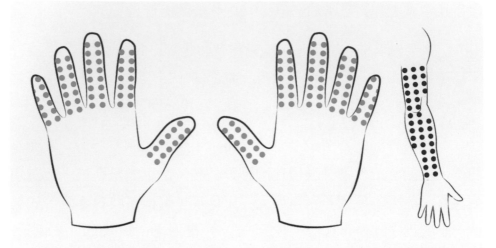

▲ Katz圖是診斷腕隧道的標準之一：文中提到典型的腕隧道症候群是以拇指、食指、中指、無名指橈側麻為主，可以麻到小指，但不應麻到掌心或手背。

有以下情形，可能另有根因，請您緩一緩，勿輕易開刀：

1.小指較麻。　2.手背也麻。　3.整隻手麻。　4.雙側同等手麻。

5. 麻到掌心，絕非「腕隧道症候群」，因為支配掌心的分枝在穿過腕隧道前就分枝出來了。

這些稱之為「假性腕隧道症候群」，整隻手麻或麻到掌心要想的是 pec or neck（胸或頸），通常是更近端的正中神經壓迫、胸廓出口症候群、頸椎神經壓迫等原因造成；甚至手肘的橈側副韌帶的轉移痛也會類似腕隧道症候群。

腕隧道症候群常和拇指關節炎、板機指一起發生，這可以用過度使用來解釋。但很多腕隧道症候群是雙側性的，或發生在非慣用手，這又該怎麼解釋呢？

腕隧道症候群又稱「電腦手」，造成腕隧道症候群的端倪可見一斑。脖子長時間處於猿人狀態，壓迫頸椎神經；研究發現四分之一的碗隧道症候群的人同時有頸椎壓迫，稱之為「雙重打擊症候群」！

　　呼吸中止症、糖尿病、懷孕的人發生腕隧道症候群比率也較高，因此有人認為和間歇性缺氧、循環有關。

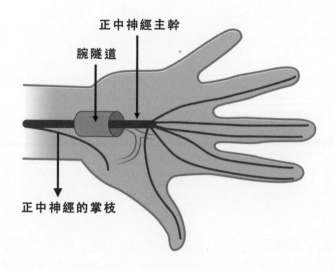

正中神經主幹

腕隧道

正中神經的掌枝

▲ 正中神經的掌側感覺枝在進入腕隧道前便分出來了，所以麻到掌心，絕非「腕隧道症候群」。

關節囊沾黏當然不會好！——

教科書說「五十肩 "2 年" 會自己好」，我才不要等 2 年，該怎麼辦？

◎ 治療五十肩，「鬆動術」是關鍵！

「五十肩」又叫「冰凍肩」，肩膀就像被冰凍起來一樣，活動度變小，打不開（無法外轉）、抬不高（無法外展）、女性不能穿內衣（無法內轉），造成嚴重的不適與不便。

雖然一般衛教資訊都說它是「自限性疾病」，意指會自己好，但不總是發生。書上說，五十肩「2 年」會自己好，更有研究說 59% 的病人耗費 4 年才回復功能！

面對這樣難纏的對手，我整理出以下幾個有醫學實證對「五十肩」有幫助的非手術治療：

1. **關節內類固醇注射**：目前研究都發現「關節內類固醇注射」的確可以改善五十肩的活動度，但在疼痛控制上只有短期效果。

2. **關節囊擴張注射**：五十肩簡單說就是關節囊沾黏！所以把關節囊「撐開」，可以說是最直接了當又立竿見影的方法。台大 2017 年的回顧性研究發現，「關節囊擴張注射」與「關節內類固醇注射」在改善肩關節功能、降低疼痛上效果相當，也可以在早期增加外轉角度。

3. **關節內玻尿酸注射**：玻尿酸不止是潤滑劑，近年也發現有抗發炎、抗沾黏的效果。已有數篇第一級醫學證據顯示「關節內玻尿酸注射」可有效改善五十肩的疼痛和活動度，也發現加上類固醇更

能有效增加內外轉的角度。

4.**棘上神經阻斷注射**：「棘上神經」佔了肩膀七成的感覺，很早便有研究發現「棘上神經阻斷注射」比類固醇更快、更完全的改善五十肩症狀；特別適合夜間疼痛的人。台大的回顧性研究發現，「棘上神經阻斷注射」的確可以有效控制慢性肩痛，但要用「超音波導引」效果較佳。

5.**關節內 PRP 注射**：目前也有少數研究都發現「自體血小板PRP」也可以改善五十肩，效果比類固醇更好。

6.**徒手治療、鬆動術**：物理治療絕對是「五十肩治療」的根基，不管你要不要打針或開刀，復健是必須的！它的效果和「關節內類固醇注射」相當。在「關節囊擴張注射」後接著做徒手治療，更能改善活動度和自覺進步程度。韓國研究更發現，「關節囊擴張注射類固醇」後接著做密集的徒手治療，效果最佳！日本教授也提出「寂靜鬆動術」，意指頸椎神經根麻醉後，馬上做鬆動術。

臨床上我常合併使用，但常遇到病人懶得復健，誤以為只靠打針就會好了。**其實立馬做徒手治療、鬆動術是關鍵**：神經已經阻斷，關節囊已經撐開，現在是最有空間、最無痛，最適合讓物理治療師做徒手治療的時刻！當然持續的復健也是非常重要的。

◎ 什麼是「假性五十肩」？

上一篇講到「神經纏繞」。第一次去西雅圖學了神經增生療法回來，我在台北榮總的增生療法特別門診馬上躍躍欲試。

來了一位老先生，被診斷五十肩，手只能抬到 70 度，這樣的情況超過 4 年了。有糖尿病接受胰島素治療，肩膀沒有外傷，被無數

醫師打過關節內類固醇、玻尿酸，但始終無效。

他變得失落又沮喪，他害怕，不想再打類固醇了，可是骨科醫師跟他說：「你不打類固醇，我也不知道怎麼幫你。」磁振造影只看到肩峰鎖骨關節（AC joint）的退化。他是如此的疼痛，在醫師的建議之下，最後接受了手術治療。但他還是無法抬起手臂。

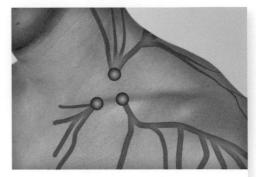

▲ 鎖骨上神經的纏繞為造成肩頸痛、頭痛、落枕的常見原因。

後來這位醫師轉介到我的增生療法特別門診，當時恰巧有一位日本來的實習醫師跟診，他在旁聽著翻譯的病史，露出同情的表情，同時又望向我，似乎等著看我怎麼做。

首先，我不想再重複其他醫師做過的事；我思考著，一般五十肩很少超過兩年毫無進展，所以我懷疑可能有別的問題。我發現他的鎖骨上神經（supraclavicular nerve）非常腫，加上他有糖尿病，有可能是這條神經在穿過筋膜時因摩擦或卡住，造成神經發炎或纏繞，這些靠近表皮的神經相當敏感，容易疼痛不舒服，而且會影響關節活動度。

我想試試剛學的神經增生療法，在這些纏繞的點打上低濃度葡萄糖（不含一滴類固醇），打完，怦！他的手瞬間可以抬高將近180度！

那位日本實習生下巴掉了下來，病人不停反覆舉起他的手十幾次，像是在確認，臉上又掛滿笑容！我自己也非常驚訝，卻也不禁

思索台灣（或世界上）有多少是神經纏繞的病人被當成五十肩在醫院診所之間流浪。

另外如右圖的病人，開完肩峰成形術（acromioplasty），手術後痛到不行，抬也抬不起來。症狀加上位置，我認為也

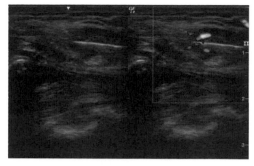

▲ 肩峰成形術後鎖骨上神經發炎，利用超音波導引「神經解套注射」治療。

是鎖骨上神經發炎，肌肉骨骼超音波的探頭一放上去該病人疼痛的位置，果不其然！燒燙燙，發炎火熱到不行！

這條鎖骨上神經跨過肩峰鎖骨關節（所以如果它有損傷或退化，都可能夾擠到鎖骨上神經），像個八爪章魚一樣包裹在三角肌上，發炎後章魚吸盤大怒！魔爪捉得緊緊的，讓你抬不起手來！

五十肩最常見的原因是關節囊沾黏，盛行率3 ～ 5%，成因不明，因此許多科學家有濃厚的興趣：組織學上看到滑膜增厚、血管增生、纖維化；基因學研究發現是 TGF β ／ Smad 表現造成纖維化，而代謝異常（糖尿病、甲狀腺）、肩膀受傷、靜止不動、黴菌毒素，都可能是誘發的風險因子。

過去曾發現使用「蛋白酶抑制劑」治療 HIV 時，發生五十肩的案例，所以也有人推測五十肩是否和蛋白酶功能不佳有關，試圖用一些酵素來治療。也有人認為五十肩的夜間疼痛和褪黑激素有關、有人懷疑和痤瘡桿菌有關等，不過都尚待更多確認。

最重要的是鑑別診斷：神經纏繞、頸椎問題、旋轉袖肌腱炎、滑液囊炎、鈣化、關節炎等，排除這些問題後，循序漸進，以復健、徒手運動治療為最重要的基底，加上各種注射治療或手術。

粒線體沒電當然不會好！──

「醫師，我的身體像花謝了一樣！」，粒線體治療三招：靜脈雷射、營養、臭氧治療

◎「醫師，我的身體像花謝了一樣！」身體的能量工廠：粒線體！

曾經一次演講後，有位中年女性說她自從服用史塔汀類（statin）降血脂藥物後，感覺身體像花謝了一般，凋萎沒有能量。

是否常常覺得疲累、無精打采？對大小事都提不起勁？腦袋霧霧的？一天睡 8 小時還是覺得不夠？容易手腳冰冷？容易頭痛？失眠？運動比以前容易累或喘？肥胖？

很有可能你的能量發電廠：粒線體，功能已經開始異常。

營養到了粒線體會轉化成 ATP（三磷酸腺苷，人體能使用的能量）。人體中 ATP 的總量大約 50 克，但每天需要消耗的 ATP 量相當於體重！可想見粒線體需要多辛苦的製造能量。隨著老化或疾病、自由基傷害，功能逐漸衰退，也愈來愈無法產生能量。

除此之外，**粒線體失能也和氧化、自由基有關**。心臟病、糖尿病、腎臟病、腦中風、失智症、帕金森、脊髓損傷、做過化放療的人，都有發現粒線體功能異常。

藉由功能醫學檢測，可以測量粒線體功能及氧化還原能力，同時了解你的毒素是否有在傷害粒線體也很重要。因為粒線體的相關營養補充品也很多，根據檢測結果可以看出比較需要肉鹼，還是硫辛酸，抑或是輔酶 Q10、鎂、精氨酸？

治療首重調整飲食、作息、運動，因為沒有正常的身體運動，給再多營養也沒用。傳統上認為有氧運動對粒線體有幫助，最近**研究發現「高強度間歇訓練 HIIT」能大幅強化粒線體，甚至對老化、肌少症都有幫助。**

◎ 粒線體與慢性疼痛的關聯

粒線體的症狀：pain, brain, drain（*疼痛、腦、疲倦*），也就是說粒線體出問題會頭腦不清楚、沒有能量，自然覺得疲倦。我們也知道史塔汀類降血脂藥物容易導致肌肉痠痛的副作用，到底粒線體和慢性疼痛有什麼關係呢？

研究發現粒線體有 5 項功能和神經痛、發炎疼痛有關：

1. 電子傳遞鏈失能，無法產生能量。

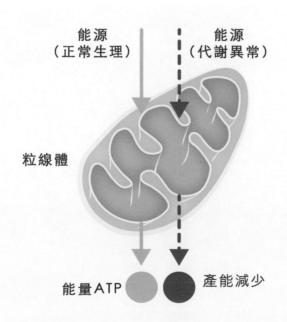

▲ 粒線體利用身體資源產生能量，若有代謝異常，則會有疼痛、腦霧、疲倦。

2. 無法代謝過氧化物質、自由基、神經興奮毒性。

3. 神經軸突的粒線體通透性轉變，開啟細胞凋亡。

4. 小纖維神經病變導致粒線體凋亡，這種痛對止痛藥無效。

5. 粒線體改變鈣離子通透性，刺激神經痛的 TRPV1 通道。

　　白話文就是：**粒線體從細胞層次改變神經，產生神經毒性、凋亡和慢性發炎。**

　　我在美國內華達州雷諾上臭氧大自血療法（major autohemo therapy）和臭氧增生療法（Prolozone®）課程時。十分明確表示主要教學主題是粒線體！

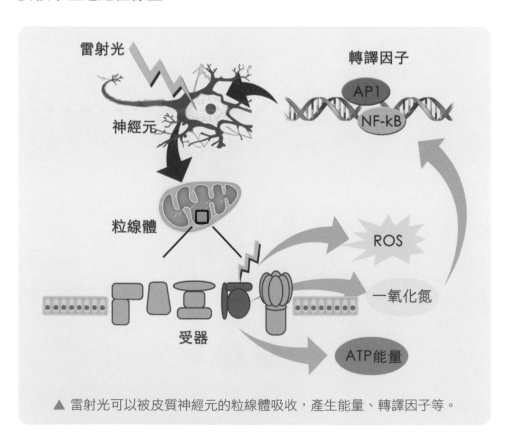

▲ 雷射光可以被皮質神經元的粒線體吸收，產生能量、轉譯因子等。

粒線體功能障礙使得「氧氣利用率下降」，導致「功能性缺氧」，會耗盡我們的抗氧化能力，加速自由基生成。這阻礙了我們的修復能力：慢性疾病、慢性水腫、發炎、血管傷害、疼痛，於焉誕生。

隨著年紀增長，氧化壓力、壓力大、睡不好、吃不好、環境重金屬、缺乏運動、缺乏微量元素…在在都會傷害我們的粒線體。

講師 Dr. Frank Shallenberger 提到那麼多種抗氧化治療，為什麼推薦臭氧？

因為自由基的緩衝需要酵素（如 SOD），我們缺乏酵素的話，這些自由基無法正常被緩衝掉，所以我們補充一些抗氧化劑讓它「好一點」，但真的只能好一點而已，因為「酵素缺乏」的問題還在！這些抗氧化劑在沒有酵素的情況下，無法正常作用，而臭氧可以誘發酵素，使其功能正常化。

目前粒線體功能低下治療：

經靜脈治療	靜脈雷射、靜脈營養治療、臭氧大自血療法（MAH）。 光治療：經顱雷射、紅外線光療。
生活調整	熱量限制、運動、減少自由基。功能醫學有所謂的「粒線體飲食計畫」可供參考，Wahls Protocol 也是針對粒線體。
藥物調整	醫病共享決策：討論是否可以暫停或減少史塔汀類（statin）降血脂藥物。
營養補充品	輔酶 Q10（每日 200～400mg）、左旋肉鹼 ALC、硫辛酸、穀胱甘肽、維生素 C、維生素 E、硒、薑黃、維生素 B 群、茶氨酸鎂、瓜氨酸、核糖、PQQ, NAD, ECGC, NAC。

除了臭氧，靜脈雷射也是對粒線體非常有效的治療方式，尤其在腦中風及腦傷病人已經行之有年，台北榮總的跨國回顧研究發現，雷射可以降低細胞水腫、降低發炎、減少細胞凋亡、減少神經興奮毒性、改善突觸新生、血管新生、促進神經生長因子及前驅細胞生成。

疲勞、睡不好是臨床上很常見的症狀，除了粒線體的問題外，腎上腺疲勞、神經荷爾蒙失調、維生素 C 缺乏、MTHFR 基因變異導致甲基化功能異常，都是可能的原因。而且「疲勞」在傳統醫學上是很難找到病因的症狀，或許先審視你的藥物、作息、睡眠、壓力、運動，做個功能醫學檢測，能有所助益。

Dr. Terry Wahls 本身罹患多發性硬化症，靠自己的研究和毅力，從幾乎癱瘓站起來，她所研發的飲食，也是針對粒線體：

1. 綠色蔬菜（三杯份）	富含維生素 A、B、C、K、礦物質。
2. 含硫的蔬菜（三杯份）	支持腦和粒線體、排毒、肝腎功能，如高麗菜、花椰菜、大蒜，若吃完會有不適，請補充鉬。
3. 多彩蔬菜（三杯份）	胡蘿蔔、甜菜、莓果等富含生物類黃酮、多酚。
4. 草飼肉類、魚類內臟、海藻	好的油脂、氨基酸、輔酶 Q10、碘、硒等，對粒線體也很重要。

在你吃穀類、麵食、馬鈴薯、奶製品前，先吃這些。更重要的，當然是避免加工食品、含糖飲料、食物過敏原。原本坐都無法坐的 Wahls 醫師，吃了專門針對粒線體的飲食後，三個月可以走，五個月可以騎腳踏車，這就是「開心的粒線體、開心的細胞」的力量。

台灣「再生注射療法」的新興治療展望——

臭氧、細胞製劑

◎ 細胞製劑

　　小學我們都學過，生火需要三條件：氧氣、可燃物、燃點。再生醫學的組織修復需要的三條件是什麼呢？

　　細胞、生長因子、鷹架，稱之為「再生醫學的三位一體」（healing trinity），就像蓋房子一樣，我們需要細胞作為原料，生長因子讓他生長，也需要鷹架讓細胞得以附著。

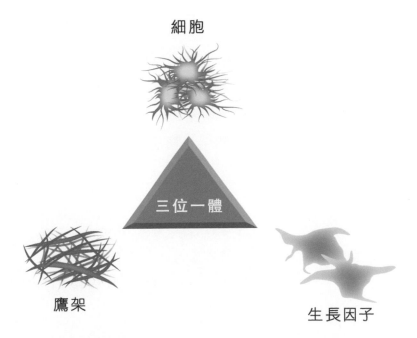

▲ 再生醫學的三位一體：細胞、生長因子、鷹架。

109

PRP（富血小板血漿）富含生長因子，玻尿酸是個不錯的鷹架，那麼細胞呢？

細胞製劑，一般人想到幹細胞，但其實形形色色，在美國等世界各地已經有許多不同形式的細胞製劑被研發，在肌肉骨骼治療方面療效尚未定論。

細胞製劑有自體的（從骨髓或脂肪萃取等），也有異體的（他人的或動物的），也有分化程度各異的，醫界充滿期待，在實驗室的結果和在實際人體上，是否真的一樣能再生、修復，都還有待進一步研究！

◎ 「臭氧增生療法」治怪病

殺菌、免疫調節、粒線體治療、提高氧氣利用率、筋膜治療、亞硝化壓力。

從我們最早學增生療法開始，就不停有老師叫我們要去學「臭氧增生療法 Prolozone」。在美國骨內科學會（AAOM）上課時，就有「會前工作坊」專門教「臭氧增生療法」，非常受到重視，許多AAOM 的大師也都對臭氧愛不釋手，推薦我們去上「美國臭氧療法學會（American Academy of Ozonotherapy, AAOT）」的國際認證課程。

印象最深刻的就是 Cyriax 學派的大弟子 Milne Ongley 醫師（他所創的 P2G 製劑可以說是最早的增生療法，現在仍有許多人使用），他說一些免疫疾病（如僵直性脊椎炎、類風濕性關節炎）造成的疼痛，打什麼都沒用，只有臭氧有療效。

◎ 為什麼會有慢性疼痛？

臭氧療法說到底還是跟「粒線體」、「氧氣利用率」有關。最近的研究發現，粒線體和慢性疼痛也有關，尤其是化療、HIV、糖尿病神經病變，甚至「甩鞭症候群」的人，幾乎都會影響到粒線體功能。

臭氧增生療法講師 Frank Shallenberger 也提到「為什麼會有慢性疼痛？」

1. 肌腱韌帶、關節，循環不佳。

2. 老化惡化循環及氧氣利用率。

3. 創傷造成局部腫脹發炎，使得細胞膜去極化，局部循環變得更差。

4. 局部的氧氣利用率下降，導致氧氣、營養的輸送能力更差。

5. 局部酸化（acidosis）、感染使自由基累積，疼痛惡性循環。

而臭氧增生療法（Prolozone®）對循環及氧氣利用率、控制自由基、降低酸化和發炎、去除感染都有幫助。

此外，「臭氧增生療法」可以打穴道、激痛點，也可以打「皮下」，就像「神經增生療法」。也可以打「疤痕」，就像「神經療法」。

我自己的感覺是，很多人的痛真的很棘手、很難纏，怎麼打針都打很不好，甚至開了刀還是不好，你怎麼知道沒有細菌、病毒、黴菌感染的可能？你怎麼知道沒有缺氧的問題？你怎麼知道沒有粒線體的問題？你怎麼知道沒有免疫異常的問題？

像遇到這些病人，用「臭氧增生療法」通常可得到很好的效果，

「突破瓶頸」！

臭氧雖然在台灣仍有法規限制，但在美國、歐洲、中南美洲、中國大陸都已非常盛行，臭氧增生療法國際上相關研究甚多，主要還是應用在腰痛和膝蓋的肌肉骨骼疼痛：

1. 膝關節或髖關節的退化性關節炎：研究發現療效和葡萄糖增生療法相當，甚至發現在嚴重者也有不錯的療效，甚至在膝關節半月板損傷達改善率達 87.18%。

2. 腰痛、椎間盤退化、坐骨神經痛：多家醫學中心合作的隨機雙盲測試，發現用臭氧治療讓 61% 的下背痛病人完全無痛！在老年人、椎間盤突出都有很好的都有很好的療效。

3. 其他：慢性頸椎痛、肩旋轉袖肌腱撕裂傷、足底筋膜炎、腕隧道症候群、顳顎關節痛、跟骨骨刺、神經瘤、網球肘、鼻竇感染、骨盆問題、手術後疼痛、骨折未癒合、疤痕、運動損傷、骨盆底肌問題。

個人覺得滑液囊或關節「積水」表示滑膜細胞異常的分泌，也是很好的適應症。外傷造成的疼痛、術後疼痛、頑固型疼痛、椎間盤炎（磁振造影有看到 Modic 變化），也都很適合「臭氧增生療法」。

同時，我曾經在超音波下觀察臭氧治療的走向，發覺他會跟著筋膜跑，所以我相信他也有「筋膜治療」的效果。「肌筋膜疼痛症候群」的研究也發現，「激痛點」是缺氧又酸化的組織，因此也非常需要臭氧；鈣化性肌腱炎也是。

在我心中，「臭氧治療」是個跳脫 B12、玻尿酸、葡萄糖、PRP、細胞製劑等，一種機轉截然不同的治療方式。

我們該用什麼態度看待「輔助及另類療法」？——

百花齊放的「自然醫學」世界

◎「輔助及另類療法」最大的好處是什麼？

　　最廣為使用的「輔助及另類療法」就是中醫、順勢療法等。多數人第一個想到的，就是副作用較少。但隨之而來的想法，就是效果較差，或沒那麼立即。且因為強調因人而異、治療難以標準化，而臨床研究較少（缺乏藥廠贊助研究也是原因），醫學實證不足，不能宣稱療效。

　　「輔助及另類療法」在醫學上統稱為 CAM (Complementary and Alternative Medicine)，早期分成五類，現在已彙整成 3 類：

NCCAM 舊分類	NCCIH 新分類	實例
生物性療法 Biologically based practices	天然產品（Natural Products）	維生素、葡萄糖胺、銀杏、紫錐草、益生菌、生酮飲食。
徒手及身體療法 Manipulative and body-based approaches	身心治療（Mind and Body Practices）	脊骨治療、按摩、推拿、內臟筋膜鬆動術。
身心醫學（Mind-body medicine）		冥想、情緒密碼、身心靈療法。
能量醫學（Energy medicine）		靈氣療法、量子觸療。
另類醫療系統（Alternative medical systems）	其他輔助健康療法（Other Complementary Health Approaches）	傳統中醫、阿育吠陀醫學、順勢療法、自然醫學。

NCCIH= National Center for Comlementary and Integrative Health. NCCAM= National Center for Comlementary and Alternative Medicine.

◎ 療法沒有另不另類，只有「有沒有效」、「適不適合」

以上分類都無法應付我臨床所需，我喜歡回歸到一開始說的「健康金三角」：結構性穩定、化學性穩定、情緒性穩定。因應不同問題，需要不同的治療，**只要找到您適合的治療，有一定有療效！**

不同的療法，在不同的時空背景下，民眾和學者的觀感也不同；例如往昔中醫就是主流，而在科學實證及唯物主義掛帥後，講**經絡、氣**的中醫也被國外列為另類療法，但在亞洲它就是文化的一部分，近年來也逐漸有研究證實其有效性。講「**訊息／能量**」的順勢療法，也一直被傳統西醫斥為無稽之談，但其實是世界上最多人用的另類療法，擅長處理各種奇怪的症狀、情緒問題，其安全性特別受孕婦、嬰幼兒的歡迎，在部分歐洲國家，甚至有國家保險給付。

我原本只是對疼痛治療有興趣，去研究營養領域，在多位外國醫師的推薦上了 Dr. Klinghardt **自律反應測試**，發現了另一個世界。

最近因為一位長期疼痛、經許多名醫治療過的人畢業了，雖然是用另類療法測出一種台灣無法證實的疾病，總之幫他排毒之後，加上各種治療，疼痛真的好了。另外一位有**地場壓力**的病人，疼痛也在可控制的範圍。

我很想說我們就是處在一個充滿訊息、能量的世界，但就算有的醫師不相信，說另類療法是安慰劑效應，我也無所謂。因為也不是每位醫師，都能產生安慰劑效應。不是靠話術，而是有別的方法，例如肌力測試、信念的改變、症狀的立即改善等。

其實我也不喜歡一直搞能量，太「虛相」的東西，真、假、虛、

實之間的分寸拿捏，非常重要！治療腦霧、頭痛時，結合打針、功能醫學測試、營養，才能顯著提升療效。感覺很像自體免疫疾病，去看風濕免疫科卻說正常的，治療效果通常也很好。因為自己有過敏性鼻炎，所以對於過敏、蕁麻疹、癢，也有自信。

你知道增生療法以前也被認為是另類療法嗎？早在 1950 年代就有了，在民眾還能接受人體可以刺激修復的當時，曾經風雲過一陣子。但「疼痛起因於發炎」的理論盛行後，打類固醇來消炎成了主流，影響了整個西醫教育，久而久之，許多醫師也認為「疼痛打葡萄糖怎麼可能有效？」

幸好，現在我們意識再提升，又重新認識人體的自癒力，增生療法的研究如雨後春筍，甚至 2019 年 5 月還出現增生療法可以有效治療最棘手的「腰椎手術後失敗症候群」的研究。

表列是我所知的一些療法，並加以粗分類（**有些療法會橫跨各領域，必有分類不周之處**），我也不可能全部療法都熟悉，但我覺得最好的醫師會知道什麼時候轉介病人給他需要的治療。

◎ 「輔助及另類療法」也是需要專業訓練的！

85% 的醫師曾經被病人問過有關「輔助及另類療法」的問題，但只有 33% 的醫師自認有自信回答相關問題。

因為「輔助及另類療法」可是一門很深的學問，但學校沒教。沒錯，連最基本的「營養學」，大部分的醫師在大學裡也是沒有修過的；所以當病人問到要怎麼吃、補充什麼營養時，有時醫師也是從報章雜誌，或偶爾查一些相關文獻，來回答病人的問題，但真正的眉眉角角並不清楚。

「結構性穩定」療法	
骨關節系 徒手治療	從生物力學角度出發的「骨病學徒手療法 OMT」、脊骨醫學等徒手治療方式，可說是物理治療界最廣為人知的療法；內容尚包含了肌肉能量技法、鬆動術、快扳法等。尚有聲波脊椎平衡療法 KKT、腦顱重建術 NCR、肌功能療法 MFT 等。 　　客製化鞋墊 orthotics，也須足科、生物力學、步態學基礎，是門深奧的學問。生物力學療法 AposTherapy 號稱可以治療膝關節退化。
筋膜系 徒手治療	依循《解剖列車》的筋膜釋放術最風行，尚有 Vleeming, Stecco, Rolfing 等學派的筋膜治療。可應用各種技法（如拮抗鬆弛術 SCS、姿位釋放術 PRT、波恩療法）或道具（如按摩滾輪、按摩球、花生球、肌內效貼布、SoftX、Graston）去放鬆或刺激。筋膜伸展療法 FST、關鍵點療法 KPM 等療法也應運而生。 　　按摩、推拿、指壓、拔罐、刮痧可視為最古典的筋膜治療，當然也內涵不同的中醫理論。針對乳癌術後有徒手淋巴引流 MLD、整合去腫技法 CDT。 　　較特別的是「內臟筋膜鬆動術 VM」、「整合徒手治療 IMT」，講究的是內臟筋膜與肌骨疼痛的關聯。顱薦椎療法、顱體治療，更涉及整體性。
神經肌肉 控制訓練／ 矯正性運動	在物理治療界引起一陣炫風的動作控制訓練，如：紅繩懸吊訓練、神經動能療法 NKT、P-DTR；可藉由 SFMA 精選功能性動作評估、功能性動作檢測 FMS 找出「弱連結」。精繪解剖訓練 ID、赤足訓練、骨盆時鐘、Let's Bands 等，發展出自己的一套矯正訓練方式。 　　能力回復復健、Huber、Hogrel、體感設備等配合設備的訓練方式。
核心運動訓練	「皮拉提斯」可謂經典的核心訓練療法，許多訓練如 TRX、SoftX/Airex、彈力帶、北歐式健走杖，為核心憑添多樣性。 　　較特別的是「動態神經肌肉穩定術 DNS」根據神經發展學，強調腹內壓的穩定，整合呼吸、核心、腹內壓、矯正運動。

傳統 / 新興運動治療	瑜珈、太極、氣功等，也發展出矯正性運動的療法，如 NKT Yoga、 DNS Yoga 等。 　　歐美有費登奎斯、亞歷山大、Egoscue 姿勢療法；日本也有許多整體術（野口整体）、操體術、礒谷力學療法；中式則有傳統武術、八段錦、八卦掌等。「禪柔運動」則有許多脊椎螺旋動作。 　　脊椎側彎則是有各家門派的運動療法（施洛特、SEAS 等）。
注射治療	1. **無注射藥物（經絡 / 筋膜刺激）**：針灸、乾針治療、激痛點注射、肌肉內刺激、eTOIMS。 2. **再生性注射 RIT（注射增生劑）**：包含增生療法、PRP、臭氧、細胞製劑等，著重結構及張力整合結構之修復。 3. **止痛性介入療法（多注射麻藥、類固醇等）**：傳統有神經阻斷術、射頻治療、神經調節治療、星狀神經節注射、靜脈局部阻斷術 IVRA，新發展的神經增生療法（神經旁注射）PIT、神經解套注射針對神經纏繞或發炎。 4. **其他**：肉毒桿菌注射、德國神經療法、生物注射（biopuncture）、中胚層療法（mesotherapy）、蜂療。 　　目前趨勢常搭配超音波導引，增加精準度，減少進針數；止痛和再生並進，或結合多種注射法的醫師也很多。 　　個人覺得「震波治療」的原理和再生性注射有點像。

117

「化學性穩定」療法	
去敏	許多慢性疼痛、免疫反應和過敏有關，透過「過敏原檢測」做「排除飲食法」，「無麩質飲食」可為一例。 　「低劑量免疫療法 LDI」、「雷射能量排毒 LED」、「南氏去敏療法 NAET」為新興的療法。
排毒	高劑量維生素 C 斷糖飲食、間歇性斷食、果汁斷食、肝膽排石法、油漱法、週末單一飲食法。 　大腸水療、咖啡灌腸、臭氧灌腸、離子足浴。 　高溫療法（桑拿、紅外線等）、螯合療法。
飲食法	傳統中醫、阿育吠陀醫學、歐美草藥學…使用藥材歷史悠久，當然很重視食療；近代各種飲食法，如地中海飲食、得舒飲食、低 FODMAP 飲食、原始人飲食、生酮飲食、酵素療法，甚至治療型的葛森療法、荷爾蒙重設飲食法。 　「功能醫學」則將人體生化功能加以分類，用整體性、科學化的概念治療。
靜脈注射治療	粒線體支持的「靜脈雷射治療 ILIB」在台灣行之有年，靜脈營養治療、螯合療法、細胞矯正醫學也常配合生化檢測、基因檢測。 　「臭氧大自血療法」在歐美、大陸發展成熟，療效卓越，台灣礙於法規窒礙難行。
儀器設備	復健科許多的局部性的儀器治療，如熱療、電療、雷射、磁場治療、脈衝電磁場 PEMF，除了促進神經、血液循環，有研究顯示能產生腦內啡、調節神經傳導物質、減少發炎物質。 　重覆經顱磁刺激 rTMS、直流經顱電刺激 tDCS，藉由神經調控（深層腦刺激、脊髓腔內注射等），各項應用研究很多。 　「全身律動療法」可刺激血管擴張，「全身冷凍療法」對運動恢復、調節免疫有幫助。加壓訓練（血流限制 BFR）、溫泉療法、鎂鹽漂浮水療、高壓氧、臭氧桑拿，另有輔助的作用。

	「情緒性穩定」療法
訊息／頻率醫療	肌力反應測試：應用肌動學 AK、創傷回憶療法 IRT、Klinghardt 自律反應測試 ART、應用心理神經生物學 APN、元氏技術（Yuen's Method）、健腦操、觸康健、顱生技巧 CBT、神經整合系統 NIS 等。 訊息：順勢醫學、花精 純露等。 設備：傅爾電針 EAV、頻率共振微電流治療 FSM、時空波、MORA 量子醫學等、Vega 機、Asyra 機、Zyto 機、生物幾何學 BioGeometry®。
中和地場壓力	移床、接地氣、道金術、風水學、Heather Willings 的十二圖騰、花精純露（Space Clearing Spray、Sacred Space Sprays- Gardian）、地圖數字清除、Drew Leder 四法、心禾儀、迷迭香。 設備：RadiTech 中和器、Geomack、Helios 中和器、電磁波隔離毯、零電磁波近紅外線浴、電磁波隔絕內衣。
信念／情緒治療	心理諮商、認知行為療法、眼動減敏與歷程更新 EMDR、邊緣系統訓練 DNRS、情緒釋放術、隱喻法、薩提爾對話練習。 PSYCH-K、情緒密碼、Louise Hay 肯定句療癒／鏡子練習、微生物能量學 Microbioenergetics、賽斯心法。
放鬆技法	芳香療法、Jacobson 漸進式肌肉放鬆法、腦波生物回饋訓練、顱電壓力釋放（CES Ultra）、引導想像、正念、冥想、呼吸治療／訓練、Buteyko 呼吸法、瑜珈調息、美木良介呼吸法、情緒釋放技巧 EFT 等。
能量醫學	療癒碰觸、靈氣、量子觸療、彩光針灸、長生學、仁神術、克里安攝影、生物磁場配對療法 BPT、手印療法、脈輪、矩陣能量學（Matrix Energetics）。
靈性治療	直覺體：符號、天使療癒、解夢、薩滿療法、家族排列、色彩和聲音療法、催眠、榮格分析心理學、無線療法。 靈性體、高我：各式宗教療癒、頌缽、禱告、靈性療癒。

連「營養補充」都不見得清楚，更何況其他的另類療法？順勢、花精、骨病學、身心靈療法，更是沒反對就不錯了！

根據加拿大研究，A、B、C型醫師比例約各佔12%、21%、67%。我自己感覺大部分的醫師屬於B，反正只要你的「輔助及另類療法」是安全性高的、無害的（如冥想、靜脈雷射、無麩質飲食等）或稍有證據力的（如針灸、補充維生素、過敏原檢測等），他基本上不反對，只要你不要因此荒廢了「正統治療」即可；但他平常也不會特別推薦（或甚至談到）這些「輔助及另類療法」。

醫學教育是嚴謹的科學實證教育，尤其在大醫院的醫師，屬於A的比例也比較高，這是環境的因素，大家都在學術的殿堂不斷討論學術的事情，接觸「輔助及另類療法」的機會較少，大醫院的環境上鮮少允許使用「輔助及另類療法」。但我也遇過在醫學中心對「輔助及另類療法」充滿好奇的醫師，所以還是因人而異。

我自己便是屬於C型醫師。我自己是覺得復健科、家醫科、內科系，整體來說對「輔助及另類療法」的接受度比較高，當然我也遇過許多對「輔助及另類療法」有興趣的骨科、外科醫師。甚至有

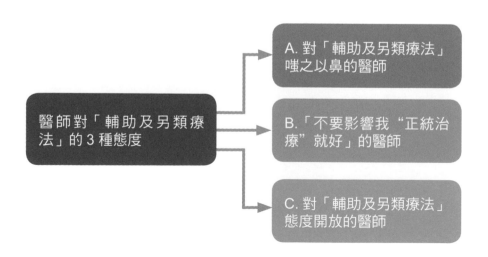

醫師對「輔助及另類療法」的3種態度

A. 對「輔助及另類療法」嗤之以鼻的醫師

B. 「不要影響我"正統治療"就好」的醫師

C. 對「輔助及另類療法」態度開放的醫師

許多有心的醫師，特地跑去國外取經，學習自然療法、順勢療法等。台灣也有相關的醫學會。

◎ 遇到意見相左怎麼辦？醫療界應「創造共贏」

講完自然醫學醫師，來講講傳統西醫該持什麼樣的態度？

「*如果 A 等於成功，那麼在 A＝X＋Y＋Z 的公式裡，X 是工作，Y 是玩樂，Z 就是閉嘴。*」——*愛因斯坦*

行醫多年的醫師一定都會感嘆這麼有這麼多形形色色的症狀「這個怪病我看不懂！」的經驗。正所謂「怪病用怪招」，你覺得不合理的診斷或治療，在某個領域有它的理論；對某些病人，就是行得通！只要沒有生命危險，不違反醫學倫理，不懂就觀望就好了；不要扯別人後腿！例如聽到病人在專業指導下補充維生素 D，就冷冷回病人一句：「那樣會維生素 D 中毒。」

我倒是很好奇這位醫師一生中看過幾個維生素 D 中毒？他知道我是根據什麼樣的判斷和準則在幫病人補充嗎？他知道在監控下是非常安全的嗎？

看到這裡，你可以了解，不同醫師對很多治療方式都有歧見：維生素 D 都如此，更何況其他更多有爭議的療法！我曾經在一位疼痛治療專家的演講中，聽到其經驗分享：如果遇到莫名其妙的突發性肌肉骨骼劇痛，要考慮病毒。所有台下海內外數十位醫師如獲至寶，勤做筆記。

在治療病人時，覺得狀況很像，於是抽血、治療方向都試著往病毒去處理。後來病人出現教科書般的「暝眩反應」去找原先的醫師，醫師卻斬釘截鐵地說：「不可能是病毒！」（所以當時台下聽

講的醫師都是笨蛋？）病人瞬間信心全失，放棄治療，煞是可惜。

病人與醫師的關係是很微妙的。遇到醫師意見相左真的很麻煩，因為醫師給人的權威感是很強的。一開始百分之百的信任，也可能在一瞬間崩解，難以挽回。尋求第二意見是人之常情，傳統西醫在同科、不同科之間，都常有意見相左了，更何況在矛盾更多的傳統西醫和自然醫學之間？

最好能諮詢對兩者看法中立、態度開放的 C 型醫師，或至少不要找態度過於偏激的（*視自然醫學為毒瘤的傳統西醫，或憎惡傳統西醫的自然醫學醫師*）。世上太多難以理解的病症了，有這群同樣西醫出身的醫師好夥伴，願意花費心力處理這些「教科書外」的奇怪症狀，不也是為大家分憂嗎？

如果目標是南極，怎麼去有千百種方法，你怎麼知道坐飛機或從哪裡坐船會有怎麼樣不同的景色呢？各科醫師的目標一致：讓病人改善；不同手法又有什麼關係呢？傳統西醫或自然醫學，應該是相互掠奪的競爭關係嗎？攻擊對方，自己就會比較好嗎？這是什麼短視又狹隘的思維？長期下來只會讓民眾對兩者都不信任。

何不把格局放大，讓民眾知道什麼時候適合去哪一個，什麼時候兩者都可以看，什麼階段應該轉介？就像許多醫院腦中風後病人，神經內科、復健科、中醫師常聯合治療一樣，其他的疾病及傳統西醫、自然醫學之間，應該也可以有這樣互信合作關係。

◎ 「輔助及另類療法」無法取代傳統治療！如何選擇適合的自然療法醫師？

值得信任的自然療法醫師，會有以下特徵：

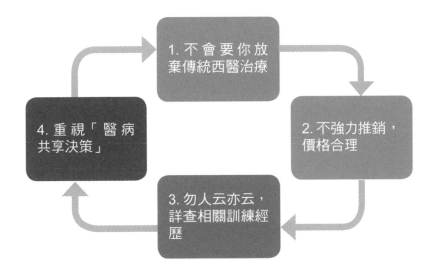

我有朋友去上某自然醫學診所的課，一開始就大肆批評現代醫學怎麼荼毒戕害身體，然後就推銷他們的產品，彷彿 Seafood 再現！

「輔助及另類療法」最讓人詬病的，就是有這樣的自然醫學診所，難怪正統西醫會視為邪魔歪道、恐懼行銷。

我去國外上靜脈營養治療、臭氧治療等課程時，講師就會明講：這目前屬於「輔助及另類療法」，絕對不可以跟病人說：「這可以治好…」、「停止傳統西醫的治療，那會戕害你的身體…」，甚至要簽切結書是嚴禁這麼跟病人說的！甚至我引進的「IIVNTP 國際醫師靜脈營養治療課程」上課第一天就提到怎麼計算滲透壓才安全，提醒你各種副作用、緊急狀況要怎麼急救…。這才是醫學教育該做的事，不誇大，重視病人安全。「輔助及另類療法」就只能站在「輔助」的角色，幫助目前的正統、常規治療，相輔相成，提高病人的

舒適度或減緩不適。

　　台灣自然療法不像傳統西醫，有公家機關認證，自然醫學較發達的國家（如德國、法國）則有相關認證，美國也有有「自然醫學界的哈佛大學」之稱的巴斯帝爾大學（Bastyr University）提供專業訓練，也有「自然醫學醫師」（Naturopathic Doctor, ND）這樣的認證，甚至許多國家有保險給付，如自然療法、順勢療法。

　　我學「神經增生療法」、「神經療法」、「自律反應測試」就是在巴斯帝爾大學，後來也認識幾位巴斯帝爾大學畢業的醫師，他們也需要不斷進修，因為自然醫學也是日新月異！

　　除了看學歷，經歷、證照也很重要。例如想學「臭氧療法」，有「美國臭氧醫學會」這樣的專業機構在教授；增生療法也有許多學會提供訓練、認證，有些醫師看了幾篇文獻，就「想當然爾」自以為會了！

　　其實實務操作還是要上過相關課程、工作坊，因為會提到如何安全治療，如何提高療效。除非安全、療效不是你重視的事情，不然在接受輔助另類療法時，為什麼只聽人云亦云的小道消息、只信廣告行銷，不查他受過的相關訓練呢？

Part 4

為什麼我的痛不會好？

「運動營養篇」

運動黑白做當然不會好！——

你隨口問一句「我該做什麼運動？」，但其實「運動治療」需要專業的評估和指導！

◎ 「關節地圖」找回你的動作多樣性！

許多人骨頭並沒有傷到，X光照起來沒有什麼大問題，如果只是軟組織損傷，腳踝扭傷理論上6～8週會好，下背痛理論上2～8週會好；那大哉問來了：為什麼有人就是好不了？

一個可能是硬體仍未癒，另一可能是軟體的問題！

這幾年隨著對疼痛科學的了解，發現疼痛改變了動作模式，但疼痛消失並不見得就能回復原有的動作模式。腳踝損傷後的病人本體感覺會變差，可能因為這個原因，研究發現同樣是踝背屈，可是腳踝扭傷患者的動作方向性變少！

運動指導大有學問，因為**疼痛後的運動治療，不是只是動就好，須在專業協助下執行**，時間長度、種類都很重要，關節活動度、肌力、肌耐力、協調運動都很重要，但在現今更多證據顯示，我們還得重視多樣性和動作控制！

因此，必須按圖索驥，找到「動作控制」的弱連結，活化神經肌肉系

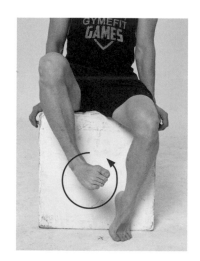

▲ 腳踝的關節地圖：許多人腳踝扭傷後，關節去不了想去的地方。韌帶本身已經好了，但多樣性和動作控制受限，也就是神經肌肉的不協調、不平衡、肌耐力不足導致疼痛。

統，妥善地控制你腳踝的肌肉，這就是所謂的「關節地圖」（joint mapping）。事實上，幾乎每個關節都可以做「關節地圖」運動。

◎ 骨盆前傾不是腰痛主因！運動首重多樣性！

以前多把腰痛歸因於骨盆前傾，導致腰椎過彎，現在愈來愈多的研究告訴你，無腰痛者 85% 男性和 75% 女性也都是骨盆前傾，骨盆前傾、腰椎過彎都不見得和腰痛有關，但這樣過時的資訊還是充斥著媒體。

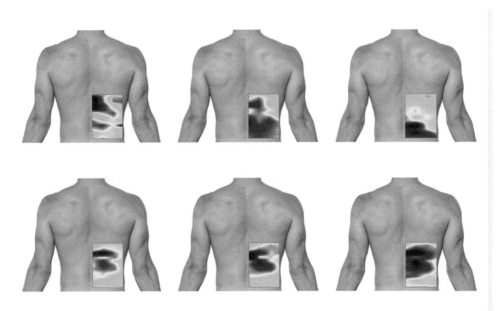

▲ 反覆彎腰搬物，正常人（上）會變換豎脊肌使力的部位；慢性腰痛者（下）不斷使用同一位置。

比較下背痛患者和無痛的健康人，讓他們一直做一樣的動作，健康人會使用不同區域的豎脊肌；而下背痛患者卻不斷使用相同區域的肌肉！評估這些患者的肌力、肌耐力，也沒有變差，只是產生了**動作恐懼症（kinesiophobia），無法啟動更多的肌肉，肌肉去不了它可以去的地方。所以與其說骨盆前傾、腰椎過彎造成腰痛，不如說骨盆不會前後傾、腰椎不會動造成腰痛！**

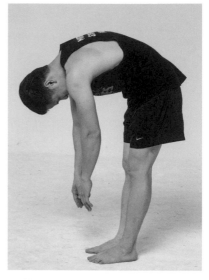

▲就算可以前彎摸到地，有明顯的尖點也不行，表示你習慣用那點彎曲，該處受力過大。軀幹前彎時，腰椎應是圓滑的曲線。

這也是為什麼「SFMA 精選功能性動作評估」（詳見 P.68）在做軀幹彎曲動作時，並非你能摸到地板就過關！我們更重視你前彎的弧度是否圓順？脊椎是否能分散壓力？同時也發現腰痛患者的「兩點辨識覺」變差，表示他們感覺不到那附近的肌肉，更晃論使用了。

這就是為什麼會有「骨盆時鐘」（詳見 P.76），為什麼會有「四足跪姿的貓駱駝運動」。在做「四足跪姿的貓駱駝運動」，專業的治療師會教你如何誘發使用不同區域的肌肉，並設計多樣性的運動，這才是最重要的！

所以不要再以為醫師可以在診間教教，就可以了。回家當然也需要自己練習，但定期回去給治療師看自己是否做得正確是非常重要的，因為如同前面所說，你很有可能一直在使用同樣的肌肉，需要專業治療師會幫你審視，並適時誘發沉睡的肌群。

以下再以肩膀痛／失能為例，希望讓您認識運動治療有多專業！

◎ 肩膀失能？「抖肩舞」加「奇異博士運動」 活化失能的肩胛骨！

肩膀也是我認為最需要運動治療的一個關節！它是人體活動度最大的關節，廣義範圍包含肩胛骨、肱骨、鎖骨、肋骨、頸胸椎、橫隔肌，不易掌握其微妙的神經肌肉控制，因此每個人症狀各不相同。

以肩關節為中心，肱骨為半徑畫圓，
可以畫到球體總表面積的百分之幾？

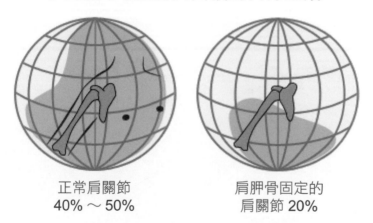

正常肩關節
40%～50%

肩胛骨固定的
肩關節 20%

▲ 以肩關節為中心，肱骨畫圓。活動正常的肩胛骨可以畫滿球體表面積的40～50%，但若將肩胛骨固定，則可畫滿得球體表面積驟減至20%。

日本的研究發現，如果我們把肩胛骨固定住，肩膀的可動範圍會減少一半以上。甚至有人發現不管是夾擠症候群、旋轉袖肌腱撕裂傷、滑液囊炎、五十肩，**甚至肘痛、腕痛，都來自於同一個根源：肩胛骨活動性不佳**（scapular dyskinesia），所以該怎麼治療呢？

首先，我們把肩膀的肌肉分兩群：

1. **容易緊繃 / 過度激活者**：胸小肌、上斜方肌、提肩胛肌、斜角肌。

2. **容易無力 / 被抑制者**：前鋸肌、下斜方肌、棘上肌、肩胛下肌、對側腰方肌。

要處理「肩胛骨活動性不佳」該怎麼開始呢？可以試試先活動活動胸小肌！因為胸小肌有「上肢的代償之王」之稱的。任何有上肢問題的人都一定要放鬆這條肌肉！尤其是「動作控制」有問題的。

要怎麼放鬆它呢？我改編了「抖肩舞 Coincidance」可以輕鬆放鬆胸小肌！

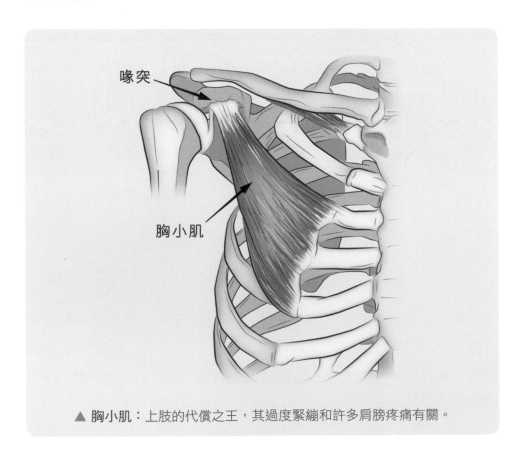

喙突

胸小肌

▲ 胸小肌：上肢的代償之王，其過度緊繃和許多肩膀疼痛有關。

胸小肌從喙突連到第三至五根肋骨，是個強而有力的肌肉，藉由喙突肱骨韌帶（coracohumeral ligament, CHL）連到旋轉袖肌腱的棘上肌！（深前手臂線、深後手臂線，在此神秘的交會了！CHL可以說是他們的紅娘啊！）

所以才會說，火擠症候群、旋轉袖肌腱撕裂傷、滑液囊炎都和它有關。（不得不說，在增生療法裡，「喙突」也是必

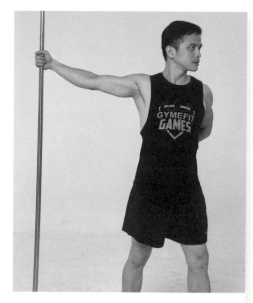

▲ 「抖肩舞 Coincidance」可以輕鬆放鬆胸小肌。

注射的點，因為這裡有太多肌腱韌帶交會，對「生物張力整合結構」影響甚巨！）

但是要活化或伸展胸小肌，有一個很大的問題：那就是上面有一塊超大的胸大肌，很容易伸展到它，而非胸小肌！

怎麼辦？不怕，利用山本泰三先生教我們的「**減法式運動**」：**也就是我們先拉長胸大肌，然後再做胸小肌的動作，將肩胛骨下壓、前傾，即可有效活動到胸小肌！**

因為這個動作後同時伸展到淺前手臂線（胸大肌‧靜態伸展）、深前手臂線（胸小肌、動態伸展），因此對胸廓出口症候群、媽媽手、腕隧道症候群，也都很重要！

可以的話，最好配合放鬆其他容易緊繃的肌肉，包括：上斜方肌、提肩胛肌、斜角肌。別忘了最後加上「奇異博士運動」（draw

131

box），活化你的前鋸肌和肩胛骨！感覺在「肩胛胸廓關節」有外展、內收，因為前突（protraction）就是前鋸肌的主要功能之一。

但是這樣還不夠，有些人還需要做個「腹外斜肌－前鋸肌筋膜鏈」的動態伸展，這在《解剖列車》的「螺旋線」上；和呼吸也有極大的關係。

◎「疼痛最有效的治療是運動！」肩痛的終極療程

「奇異博士運動」同時還可以當運動，所以根據「評估、治療、放鬆、刺激、活化、整合」的治療原則非常關鍵：

評估	●骨病學、神經動能療法評估，複雜者可能需要 SFMA 精選功能性動作評估。
治療	●根據評估結果徒手 / 運動治療、儀器治療 ●增生治療處理喙突肱骨韌帶、關節囊韌帶、肩鎖關節等肌腱韌帶的結構性不穩定。
放鬆	●抖肩舞運動放鬆胸小肌，視評估結果釋放上斜方肌、提肩胛肌、斜角肌、頸胸椎。
刺激	●「腹外斜肌－前鋸肌筋膜鏈」的動態伸展、呼吸治療。
活化	●「奇異博士運動」，視評估結果活化下斜方肌、棘上肌、肩胛下肌、對側腰方肌。
整合	●配合四足跪姿搖擺（quadruped rock）、壺鈴、血流阻斷運動等，整合到日常生活。

姿勢動作不正確當然不會好！──

人體充滿代償！從「弱連結」談現在最夯的「矯正性運動」、「動作控制訓練」

◎ 從啤酒屋的女服務生看什麼是「動作控制」？硬體 vs 軟體

啤酒節或啤酒屋不時可以看到一個場景：女服務生一手端著大大的托盤，上面放著數公斤重的啤酒！她的肌力足以扛起這麼重的大杯啤酒，非常穩當。

但如果突然有人拿起一杯，又緊接著換上一杯，可能突然間就垮了，整盤啤酒灑下來；明明是一樣的重量，不是她力氣不足，是因為「動作控制」反應不及！

「動作控制」又稱「神經肌肉控制」，包括反射、自律神經、核心控制、感覺和運動輸入、及小腦（不是大腦）與肌肉之間的協調，讓你可以自然的坐、站、走、跑、游泳、騎腳踏車。

如同前篇所述，這不是硬體的問題，是軟體！「動作控制異常」的基本概念是：疼痛的人有個無法啟動的肌群（弱連結），為了取代沉睡的弱連結的功能，身體找了另一個肌群幫忙（代償者）；代償者一直在幫弱連結做工，也一直抑制弱連結，讓他千年不醒，繼續沉睡！（因為人體已適應這個軟體程式：最低阻抗路徑，最省事）

試想我們走路時，如果臀大肌一直無法啟動，各種「代償」就會找上門，例如一直用腰椎肌肉代償，勢必某天開始腰痛。

133

動作控制（神經肌肉控制）相關療法：

找出「弱連結」，直接訓練	紅繩懸吊訓練、矯正性運動、感覺刺激、關節地圖、骨盆時鐘等。
找出「代償者」，先釋放再訓練	神經動能療法、應用肌動學

　　直接訓練的門派聲稱：訓練好「弱連結」，「代償者」就會自動放鬆。或許大部分病人如此，但有些人就是得找到代償者才會好。

　　若一開始就找出來，則事半功倍。

　　代償者中，有常見的代償肌肉（如胸小肌、髂肌）。又有所謂的深層核心，包括呼吸、內臟（營養）、顳顎關節／牙齒、骨盆底肌、疤痕、舌骨、眼睛、情緒……，有時需要像洋蔥一樣，一層一層剝開。其中呼吸佔了極大的比例，所以動作控制課程常會提到呼吸治療。

◎ 有八塊腹肌就是有核心嗎？「動作控制訓練」要多久才會有效？

　　治療下背痛，我們一直強調核心。其實在物理治療界，核心的定義很廣，傳統上最重視的是腹橫肌，廣義上來說腹部肌群、背部肌群、橫膈肌、骨盆底肌，在我們肚子的前後上下形成一個「力室」，也是核心。腹直肌（八塊肌）只是其中一小部分而已。

　　與其講肌力，不如講功能。不斷的增加重量，強化上述所有的核心肌肉就不會腰痛了嗎？核心的價值在於它是我們發力的中樞，肌力訓練把它肌肉練得超壯，是否就能在我們需要它時（如走路、取物）正確地使用？

當然不是，這就是為什麼我們一直強調功能。「動作控制訓練」找出你的弱連結、代償者，在動作時能否正確地喚醒該用的肌群，比光是「肌力訓練」有幫助。

「動作控制訓練」是要改變一個壞習慣，反覆的做，讓這樣的動作植入你的腦內，成為身體的一部分需要一點時間。根據 UCLA 教授 Richard A. Schmidt 的說法，要建立一個新習慣需要反覆訓練 300 次，但是要改變一個根深蒂固的習慣需要反覆訓練 3000 次。也就是說：「動作控制訓練」教的動作，每天練習 30 次，十天至三個月才能永久改變你的「壞習慣」！這可是「動作控制訓練」的關鍵。

「動作控制訓練」是改變你的「代償」（壞習慣）非常重要的運動治療，但很多病人不懂，看到當下以為有療效，或者想說需要時再控制，不知道要回家反覆練習。

疼痛會不會復發呢？我想你問的是「代償」（壞習慣）會不會再度出現？它就像放在電腦 D 槽的舊軟體程式，很可惜的是你只能重灌「新軟體程式」，儘管你把舊程式反安裝，但在記憶體的深處它永遠存在，當你緊張時它就會出現，例如你原本是左撇子，不管你怎麼努力練成右撇子，危急時刻有人拿木棍劈頭而來，你下意識還是會用左手擋，所以維持在身體的「穩定態」是很重要的，時時清理自己的壓力桶，在一般情況下，是沒有問題的。

◎ 我可以自己在家運動嗎？

運動治療後，治療師通常會給「回家作業」，照著所指導的運動正確執行是必要的。但是沒有評估就自己在家做運動可以嗎？

綜合前一章節，運動治療是一門極為專業的學問，不是你「想

當然爾」未經評估或「聽人家說」即可照做！為什麼要專業評估與指導呢？什麼時候我可以自己做呢？我整理如下：

	何時需要專業治療師？	何時自己在家做？
評估	專業治療師能做整體評估，找出問題。	已知道自己的問題。
治療	重點在減輕發炎、疼痛，專業治療師能善用各種手法、儀器；有時需要醫師使用針灸、注射療法等。	自己能有效除痛。
釋放	專業治療師能找出代償者，並知道怎麼釋放它。	知道並能有效地釋放該放鬆的肌肉。
刺激	專業治療師能找出弱化的深層核心，加以刺激。	能掌握如何控制深層核心，或穩定腹內壓。
活化	專業治療師能找出弱連結，並設計運動活化它。	能夠確實地啟動無力的肌群，而非老是使用同樣的肌肉。
整合	專業治療師有千百種變化整合運動到你的日常生活中。	有足夠的創意和多樣性來變化動作。

舉腰痛為例，專業的醫師或治療師，可以評估找出你全身的失能，哪些問題會造成你腰痛，可能發現是呼吸的問題，便教你如何釋放橫隔肌；接著可能教如何刺激核心，活化弱連結的腹橫肌或臀大肌，接著用垂死之蟲的方式整合、模擬走路的動作。也可能利用四足跪姿觀察你脊椎的關節地圖，是否能一節一節順暢的控制腰椎，均衡地用到豎脊肌，讓它們能分散壓力，而不是老是用某些肌肉。

所以就算做了「回家作業」，也要定期給治療師評估，才知道自己做得正不正確、是否動作控制有改善、是否有別的問題。否則依照人的慣性，很快又會使用一樣的肌肉，同時也必須換換動作口味，增加運動的多樣性和趣味性，才能真正的「動作習得」。

筋膜不平衡當然不會好！──

骨頭浮在筋膜裡，維持平衡的張力整合結構

◎ 《解剖列車》顛覆全世界對人體的看法

《解剖列車》一書可說是轟動武林、驚動萬教，其中所提出的筋膜理論可以說是顛覆整個物理治療界，對復健醫學、運動醫學有極為深遠的影響。

何謂「筋膜」？就是真皮層之下，有一層源自中胚層的結締組織之網，它包覆著我們的肌肉、骨頭、神經等，也裹覆內臟。它像是複雜的高速公路，交換身體的各種訊息，所以《解剖列車》作者 Tom Myers 把它稱為稱為生化自我調控系統（Biochemical Auto-Regulatory System, BARS），讓身體不是各自獨立作業，而是「牽一髮而動全身」的共存體。Dr. Stephen Levin 提出了「生物張力整合結構」（biotensegrity）的概念，試想你動了任何一條纜繩（筋膜），其他部分都會受到牽動。

以往我們都覺得骨骼是人體的主體，是骨頭撐起我們的人體，而《解剖列車》則提出另一個觀點：骨頭浮在筋膜裡。試想如我有魔法，一個彈指可以讓人的筋膜、軟組織瞬間消失，那麼所有人都將化成骨頭，散落一地。

筋膜帶動我們的動作，和我們的功能息息相關。我們的許多臟器，如肝臟、胃臟、子宮、心臟等，都是由無數筋膜、韌帶把它們撐起來，「骨骼」又何嘗不是呢？一樣是由筋膜、韌帶、肌腱支撐起來。這可以解釋腳踝韌帶受傷，會慢慢影響到膝蓋、骨盆…。

人體的骨骼、肌肉，不是一條一條獨立存在的，而是「筋膜」像袋子一樣，把它們一群一群包在一起！或者我們人體就是一個「大肉袋」？

因「業務相近」而常常一起工作的肌肉和筋膜，被串在一起，成為一條「肌筋膜經線」。我們沿著一條經線按圖索驥，就像漫步在鐵道旁一樣，肌筋膜就像「軌道」一樣匍匐往前走，在骨點轉折就像「車站」，主要的「肌筋膜經線」可分成以下：

肌筋膜經線			
主要經線	螺旋經線	手臂經線	核心經線
SFL 淺前線 SBL 淺背線 LL 側線	SL 螺旋線 FFL 前功能線 BFL 背功能線	SBAL 淺背手臂線 DBAL 深背手臂線 SFAL 淺前手臂線 DFAL 深前手臂線	DFL 深前線

本人有幸擔任《解剖列車》第三版的中文翻譯，2018年1月底赴美參加《解剖列車》的大體解剖課程，由發明人 Tom Myers 親自指導，我邀請他來台灣演講。台灣又有德國、義大利系統的筋膜課程，和法國的內臟筋膜課程，可以說是亞洲區筋膜治療的重鎮！

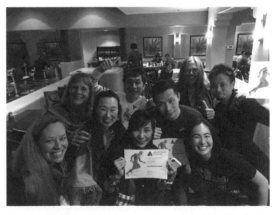

▲ 2018年1月底赴美國鳳凰城參加《解剖列車》大體解剖課程，發明人Tom Myers親自指導，台灣有王偉全醫師、專項體能訓練師洪雅琦參與。

◎ 《解剖列車》觀點看「高爾夫球肘」：宙斯的啟示，為什麼該試試瑜珈的「英雄式」！

「高爾夫球肘」（內上髁痛，medial epicondylopathy）在骨科、復健科的醫師臨床治療上和「網球肘」一樣是一大挑戰，因為它難以根治、容易復發，一直做復健、甚至打針，都不會好。

到底問題出在哪裡？我們看看用《解剖列車》筋膜的觀點可以怎麼解釋？

《解剖列車》書中有一段提到宙斯，可以看到在這個「宙斯投擲閃電火」的姿勢中，有使用到哪些「筋膜經線」：（是不是很像造成小聯盟肘的姿勢呢？）

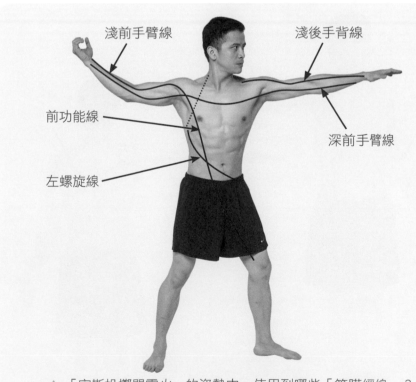

▲「宙斯投擲閃電火」的姿勢中，使用到哪些「筋膜經線」？

我們可以看到宙斯右手「投擲閃電火」，勢必用到右手的「屈腕肌群」（和「高爾夫球肘」相關的「內上髁」就在這裡），胸大肌這段「淺前手臂線」沒有問題嘛！

可是我們不要忘了「淺前手臂線」除了連到「胸大肌」，還連到很重要、很常被抑制的「闊背肌」呀！

「淺前手臂線」藉由闊背肌「後功能線」連到對側的臀大肌，藉由胸大肌「前功能線」連到同側腹直肌、對側的內收長肌。

可見這個「宙斯投擲閃電火」姿勢，是結合前後功能線的超強大肌群！功力一路灌到「淺前手臂線」，奮力一擲，難怪宙斯可以把閃電火投擲得又高又遠。

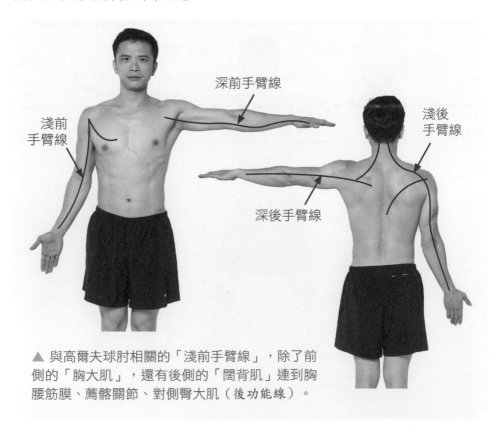

淺前
手臂線

深前手臂線

淺後
手臂線

深後手臂線

▲ 與高爾夫球肘相關的「淺前手臂線」，除了前側的「胸大肌」，還有後側的「闊背肌」連到胸腰筋膜、薦髂關節、對側臀大肌（後功能線）。

當你做出「投擲動作」時，例如投棒球，如果你上述那些明明應該超級強而有力的肌肉失能，而都用瘦弱的屈腕肌群來代償，那麼巨大的壓力匯集在「內上髁」一個小點上，讓它一個人承擔所有的力量，不出問題才怪！

◎ 利用「宙斯投擲閃電火」的姿勢評估，利用瑜珈姿勢「英雄式」訓練

即然我們知道「高爾夫球肘」的原因了，利用這個「宙斯投擲閃電火姿勢」來評估，自然就很合理了！

我們用「神經動能療法」的方式，測試在這個姿勢下「淺前手臂線」是否有力？

在「高爾夫球肘」的病人身上，通常是極度無力的。

這時我們請病人用手摸他對側的臀大肌，能夠穩固地出力後，再測「淺前手臂線」如果就有力了，我們就知道該病人的「高爾夫球肘」罪魁禍首在對側的臀大肌（弱連結）啊！

此時，除了緩解病人「高爾夫球肘」的疼痛外，還要訓練對側的臀大肌，才能根本解決問題，不會一直復發。

當然「弱連結」可能發生在上面提到筋膜經線的任何位置，如「淺前手臂線」本身的同側胸大肌、闊背肌，藉由「後功能線」連到的胸腰筋膜、薦髂關節（可能同側或對側，這裡利用增生療法有很好的效果），藉由「前功能線」連到同側腹直肌、恥骨聯合、對側的內收長肌。

這個「宙斯投擲閃電火姿勢」剛好很像瑜珈中的「英雄式」。

因此我們可以利用「英雄式」及其變化來做治療性運動。不妨試試喔！

◎ 按摩「激痛點」舒緩「肌筋膜疼痛症候群」？

Travell & Simons 兩位醫師發現，肌痛的病人常常有一條（或很多條）很緊很緊的肌束，裡面又有某個點壓下去像板機發射一樣，傳播到別的地方！所以取名為 trigger point，中文因為該點激烈疼痛，譯為「激痛點」。

在顯微鏡下，激痛點的真相是「神經肌肉單元」；生化檢驗發現「激痛點」缺氧且 ATP 能量減少（又與粒線體有關）、呈現酸性。

而什麼又是「肌筋膜疼痛」呢？特徵有三：

1. 動作會加重疼痛：相反地，躺著也痛則不是「肌筋膜疼痛」。

2. 會因冷熱敷、按摩、休息、吃肌肉鬆弛劑緩解。

3. 悶悶的痛、依照激痛點傳播方式的疼痛。

前兩點都算好理解，肌肉當然跟動作有關，休息放鬆會好轉。但什麼是「激痛點傳播方式」？例如我們肩胛骨後側的「棘下肌」，研究發現它如果有「肌筋膜疼痛」，壓下「激痛點」疼痛會咻往下傳到手臂拇指側，很像頸椎第六節的神經壓迫，因此有些人一直拉脖子（頸椎牽引）症狀也沒有改善，可能要考慮「棘下肌的肌筋膜疼痛」。不同的肌肉，有不同的「激痛點傳播方式」，也為臨床醫師在診斷上增加許多挑戰性。

針對「肌筋膜疼痛」最經典的治療方式就是 Travell & Simons 書中所提倡的「乾針治療」（dry needling），台灣復健醫學的泰

斗洪章仁教授是這方面的世界級權威啊！無數論文發表在國際期刊上，連教科書講「肌筋膜疼痛」的章節，也都請他撰寫。洪教授也熱心教學，所以台灣復健科的醫師們幾乎都受其恩澤。

除了「乾針治療」外，肌筋膜疼痛也有許多相關治療：

徒手治療	指壓按摩、推拿、解剖列車、筋膜鬆動術、關鍵點療法等。
類乾針治療	針灸、肌肉內刺激（IMS）、電針極肌肉內刺激（eTOIMS）。
注射治療	局部注射麻藥、類固醇、低濃度葡萄糖、臭氧、MSM 等。

◎ 只打痛點，治標不治本？

單純的「肌筋膜疼痛」用以上療法處理激痛點，效果的確很好。但很多還是無效或不停復發，為什麼呢？因為沒找到根源。

其他骨性原因	●洪章仁教授曾說，慢性的肌筋膜疼痛多源自小面關節，其關節囊受傷會壓迫軟骨、骨膜，內含許多敏感的痛覺和本體覺神經，發炎引發肌筋膜緊繃。 其他如椎間盤、硬脊膜、脊髓、韌帶、關節不穩定等，都可能產生激痛點。
壓力	●雙側上斜方肌、顳顎關節的激痛點，多和腦神經、壓力有關。
營養	●鎂可放鬆肌肉，尤其提肩胛肌，甚至纖維肌痛症（別忘了找出過敏原）。 維生素 C 可改善壓力、腎上腺疲勞，減緩斜方肌、椎旁肌的緊繃。
內臟、荷爾蒙	●例如許多女性經期時容易腰痛，肌筋膜治療無效時應考慮子宮、卵巢問題，及內臟筋膜療法。

◎ 「夫妻臉」也是因為筋膜？筋膜也可以訓練？

密西根大學的心理學家 Robert Zajonc，花了 25 年拍攝夫妻照片的前後對比，發現「夫妻臉」是真的！他解釋，原因可能是因為「共享情緒」，讓他們有類似的筋膜動作，久而久之就愈來愈像。

潛移默化都可以改變筋膜，那筋膜可否訓練（fascial training）？

當然可以，而且很重要！根據 Tom Myers 的說法，肌筋膜有四大特性，需要不同的方式去訓練。甚至德國筋膜大師 Robert Schleip 也研發出一套「筋膜體適能」的訓練。

特性	反應時間	訓練方式
黏著性（viscosity）	一瞬間	衝擊性運動，如籃球、棒球、排球。
彈性（elasticity）	一秒鐘	彈跳性運動，如彈簧床、前足跑步。
可塑性（plasticity）	數分鐘	伸展運動，如瑜珈。
重塑性（remodeling）	數日、數週、數個月、數年	良好的生活習慣，非坐式生活。

如果我們可以優化筋膜的黏著性、彈性、可塑性、重塑性，自然疼痛、功能，甚至運動表現都能有極大的進步。

內臟筋膜緊繃當然不會好！——

「右肩痛」竟是肝臟引起？什麼是《內臟筋膜鬆動術》？

◎ 內臟也會造成身體疼痛嗎？

是的，內臟也會造成身體肌肉骨骼的疼痛。

最有名的就是盲腸炎（或闌尾炎）痛點多在右下腹，但許多人會轉移到上腹部或肚臍周圍；心絞痛有可能傳到左手臂；肝臟、膽囊也被發現會轉移到右肩或背部。

很早就有人發現內臟的問題會轉移到體表上，稱之為「內臟"節"」（viscerotome）。

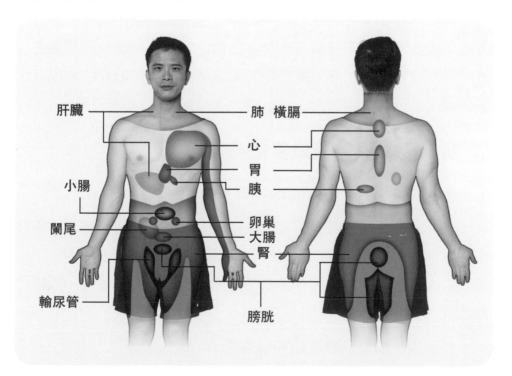

以上所述是比較廣為人知的，醫學教科書上也會記載的。

有名到現在也有右肩痛的病人，會來問我會不會是肝臟的問題了。老實說，除了闌尾、心臟的轉移痛比較明顯、比較緊急外，一般是看不出來的。若你真的要一解這個疑惑，只有兩種方法：

1. 生化抽血檢查、超音波檢查等，但只能排除機能上的問題。

2.「治療是最好的診斷」：找內臟筋膜的專家治療看看。

內臟造成的肌筋膜疼痛，該內臟去找內科醫師做檢查不見得會有異常！原因是很多只是附近的筋膜沾黏或緊繃而已，尚未影響該臟器之功能；或它仍處於「亞健康」狀態，需靠功能醫學才能有所發現。但反之，該臟器若受過嚴重的傷害或發炎感染，附近的筋膜出現疼痛的機率較高。

譬如下背痛一直治療不好，治療大腸筋膜改善，大腸一定有問題嗎？去做大腸鏡不見得有異常，但功能醫學可能發現腸道菌叢失衡、腸漏症等問題。但大腸開過刀或常發炎的人，附近的筋膜通常是緊繃的；治療該處的沾黏，活化核心肌群，下背痛容易獲得改善。

◎ 為什麼內臟會造成身體疼痛？

● 內臟體反射（viscerosomatic reflex）

Chapman 發現了內在器官反應在外表的點，一般理解是內臟神經傳入脊髓，透過一些中間神經元的內臟體反射，傳出到身體器官，造成肌肉骨骼疼痛；也可能神經淋巴回流阻滯，腫脹發炎，使得內臟、體表器官不適。

● 荷爾蒙影響肌腱功能和修復能力

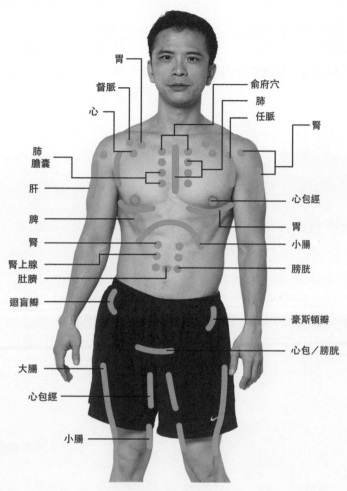

胃
督脈
心
肺
膽囊
肝
脾
腎
腎上腺
肚臍
迴盲瓣

俞府穴
肺
任脈
腎
心包經
胃
小腸
膀胱
豪斯頓瓣
心包／膀胱

大腸
心包經
小腸

▲ 內臟體反射，又稱Chapman反射、神經淋巴反射，在「應用肌動學」應用很廣。

很多女性常常說她們症狀總在月經來時特別嚴重，原因有四：

1.透過神經、淋巴、筋膜壓迫：卵巢囊腫可能壓迫「閉孔神經」，導致膝蓋內側疼痛。閉孔內肌不但是髖關節的深層外轉肌之一，更是掌控兩側薦髂關節的平衡；髖臼橫韌帶和閉孔交換纖維，所以這裡的軟組織、神經血管，都會互相交換訊息，甚至到最深處的圓韌帶。閉孔神經也會到薦髂關節前側，還支配了膝關節內側關節囊，

並延伸出一條「關節枝」到十字韌帶！閉孔內側就是膀胱、子宮 /
前列腺，可以說這附近的結構都關係密切呀！

2. **雌激素與疼痛的神經調節有關：**許多研究發現許多疼痛都和
月經週期有關。甚至偶見「月經性關節炎（menstrual arthritis）」，
文獻推測與子宮內膜產物的免疫反應有關。雌激素失衡又常與壓力、
情緒、憂鬱、飲食等問題有關，壓力過大皮質醇會把雌激素偷過去
（cortisol steal），增加身體負荷。

3. **動情素等荷爾蒙變化，造成關節鬆動：**例如前十字韌帶發生
率較高、媽媽在懷孕時也較易手腕痛。類風濕性關節炎病人的身上，
關節炎嚴重度也會隨著月經週期變化。

4. **骨盆腔內許多韌帶本身就和脊椎有連結：**例如子宮薦椎韌
帶複合體（uterosacral ligament complex）從子宮頸連接到薦椎的第
一二三節，神經血管豐富，也富含雌激素受器，當然會受月經週期

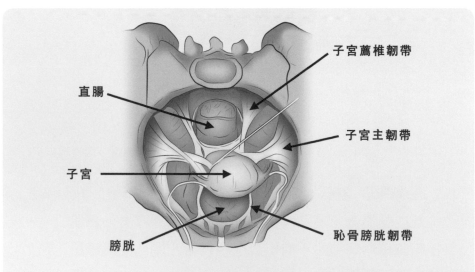

▲ 骨盆腔內膀胱、子宮、直腸複雜的韌帶構造，注意子宮薦椎韌帶複合體
連結到薦椎，且富含神經和雌激素受器。

的影響，它和周邊組織的張力變化也可能造成類似神經根壓迫的症狀。此外，這裡還有腰椎、卵巢、韌帶、薦椎、直腸、子宮、膀胱、恥骨、腱膜、圓韌帶、闊韌帶等構造。

其實不只女性，輸尿管、男性的前列腺轉移痛也會到腰部，若有前列腺炎可能影響整個骨盆腔附近的器官，包括會陰痛、陰莖痛（勃起或小便時疼痛）、直腸痛（排便時疼痛）、甚至下背痛！我臨床上發現，打增生療法的病人，如果有過前列腺炎這樣的干擾場，修復能力也是特別差。

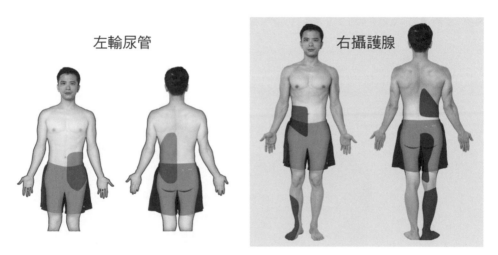

左輸尿管　右攝護腺

▲ 男性的輸尿管、前列腺的轉移痛，也可能造成腰痛。

此外，也有研究發現甲狀腺、副甲狀腺、腎上腺、生長激素、睪固酮、抗生素使用，都和肌腱病變有關；國外甚至有醫師在做再生注射治療時，會加入生長激素或睪固酮，以幫助修復。我個人的經驗，如果疼痛和月經週期或骨盆腔有關，應先做荷爾蒙相關檢測，配合內臟筋膜鬆動術、運動治療、增生療法，治療效果最好。

● 內臟筋膜理論

「內臟筋膜鬆動術」是法國骨病科醫師暨物理治療師 Jean-Pierre Barral 所研發的治療技術，藉由細微的觀察和評估，找出內臟筋膜異常導致的失能障礙，並用輕巧的手法加以治療。課程著重於感覺內臟筋膜的沾黏和律動，藉由鬆動術可以改善身體問題。

例如前面提到的肝臟筋膜如何和右肩連結？胃臟周圍的筋膜如何影響左肩？課程中都有提到。

◎ 我去《解剖列車：大體筋膜解剖課程》的發現

我在鳳凰城上筋膜學大師 Tom Myers 的《大體筋膜解剖》課程時，強調在我們胚胎發育的過程中，內臟是圍繞著脊椎長的。

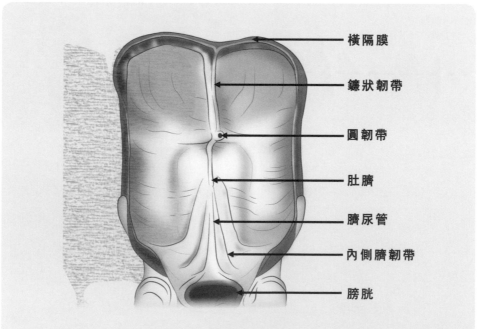

橫隔膜

鐮狀韌帶

圓韌帶

肚臍

臍尿管

內側臍韌帶

膀胱

▲ 臍尿管和兩條內側臍韌帶有「膀胱的傀儡師」之稱，懸吊膀胱，上經肚臍到肝臟的圓韌帶、鐮狀韌帶，再接到橫隔膜。

我們這組的大體老師正好是位肝硬化的中年女性。肝臟有許多韌帶和周邊器官連結，尤其是橫隔肌，隨著呼吸互相牽制，像我們這組的大體老師肝臟如此沾黏，呼吸的時候是否會有影響呢？

橫膈肌連接著腰大肌，其前方便是腎臟，我們成對的腎臟隨著每次呼吸像上下電梯一般上下移動 5 公分，如此一來，呼吸、腎臟是否可能影響走路呢？膀胱上方的臍尿管、兩條內側臍韌帶，經過肚臍，往上連到肝臟的圓韌帶、鐮狀韌帶，再接到橫隔膜。從此，膀胱、肚臍、肝臟、呼吸，也有了巧妙的關連！

舉例來說，下背痛多數找不到肇因，會不會有些和內臟有關呢？

● 下背痛伴隨腹內外斜肌激痛點	肝膽、大腸
● 下背痛伴隨腹直肌激痛點	胃、小腸
● 下背痛伴隨腰大肌、腰方肌激痛點	腎臟、輸尿管、膀胱
● 下背痛伴隨下腹部激痛點（經期疼痛）	子宮、卵巢、膀胱、閉孔；前列腺
● 下背痛伴隨到處疼痛，位置變來變去	橫隔膜

除了腰大肌，腰方肌和橫隔肌有韌帶連結，所以可能造成腰痛（事實上腰大肌又和椎間盤、薦關節連結），這麼看來，內臟、呼吸異常，和腰痛也密不可分。這就是為什麼我們在急性腰痛時，首要教病人呼吸。

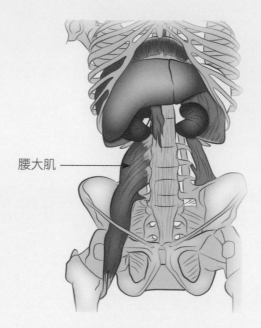

腰大肌

▲ 腰大肌連結橫隔膜、椎間盤、髖關節，有靈魂的肌肉之稱。

◎ 什麼時候該懷疑你的痛和內臟有關？

1. 大量的肌痛點，無法用過度使用或創傷來解釋。

2. 每天固定時間產生疼痛，或與身體狀況、月經週期有關。

3. 疼痛多出現於飯後，與腸胃狀況或飲食內容有關。

4. 自從某次發炎、感染、結石、手術等內臟問題後，才頻頻疼痛。

5. 覆蓋在某個臟器的肌肉都有肌痛點。

6. 做過骨骼肌肉的徒手運動治療，效果有限。

　　很多人發現他的症狀跟特定時空有關，例如剛剛講的月經來時特別嚴重，有人的症狀有日夜週期或季節性。時間之外，還有空間，有人一到美國病就好了，我則相反，一到美國各種紅疹，癢到不行！如果你的疼痛症狀，和「特定時空」有關，何須堅持是結構的問題？

這時不妨想想「七大因子」，那些因子和「特定時空」有關？

ART 理論「七大因子」	與特定時間有關	與特定空間有關
結構異常	✕	◯
毒素	◯	▶
營養素缺乏、生化失衡	◯	▶
食物不耐或敏感	◯	▶
能量紊亂	▶	▶
地場壓力、生理壓力	▶	◯
情緒創傷、靈性問題	▶	▶

◯：相關性高。 ▶：些許相關性。 ✕：相關性低。

1. **結構異常**：咬合不正、脊椎不正、足弓塌陷（假性扁平足）等。

2. **毒素**：重金屬、齒毒、化學物質、有機溶劑、微生物或病毒感染。

3. **營養素缺乏、生化失衡**：甲基化異常、粒線體失能、神經荷爾蒙失調等。

4. **食物不耐**：食物敏感、麩質過敏等。

5. **能量紊亂**：疤痕、神經節中毒、經絡氣結、扁桃體等。

6. **地場壓力、生理壓力**：水土不服、電磁波、整體環境就是哪裡氣場或風水不對勁，造成你在這裡很不舒服，身體出現壓力反應，就稱之為地場壓力（geopathic stress）。

7. **情緒創傷、靈性問題**：很有趣的是他可以用眼球動作和色彩來診斷，用 APN or MFT 治療，花精或 hydrosol（純露、花水噴霧）也都有幫助。

呼吸亂糟糟當然不會好！——

建立良好的腹內壓，核心中的核心：「代償之王」橫隔膜！

◎ 你到處痛，位置又變來變去嗎？參見核心之王：呼吸

回想我們小時候最無憂無慮，也最沒有肌骨疼痛的狀態，審視我們人類的「發育歷程」發現，小嬰兒和成人最大的差別就是「呼吸」！小貝比可以自由自在的呼吸，充飽他們的「腹內壓」。以這樣的腹內壓，踢一腳或出拳，是極其有力的！

很多人都知道核心的重要，因為我們所有的動作，都要在核心肌群啟動後，肢體的肌肉才啟動。殊不知**我們的動作其實也都在呼吸的橫膈肌啟動後，才能啟動上下肢的肌肉**！如果核心或橫膈肌，呼吸亂糟糟，順序不對，上下肢就無法正常使力，運動表現也會受到影響。這點馬拉松選手最有感，只要呼吸不順，馬上會感覺到下肢不聽使喚，使不上力。所以呼吸又有「深層核心」之稱！

使不上力的時候，我們也常常會「憋氣」來出力，偶而為之是應急，一旦成為習慣，遲早會出事！

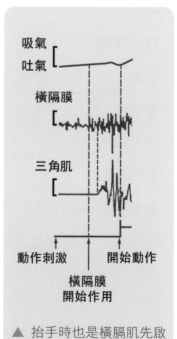

▲ 抬手時也是橫膈肌先啟動，三角肌才啟動。

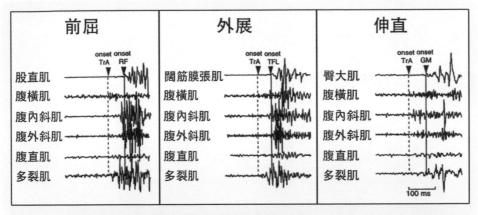

▲ 第一列的股直肌、闊筋膜張肌、臀大肌，都在核心肌群（二至五列）之後才被啟動。

呼吸在肌肉骨骼疼痛的處理上極其重要，除了下表所列，我們的許多臟器都和呼吸有關，腰大肌、腰方肌也透過韌帶和橫隔膜相連，直達髂腰筋膜，和椎間盤、腰痛、行走有關，近來甚至有研究發現「腹內斜肌」在行走時下背痛的重要性。

和呼吸相關的肌肉：

吸氣	橫膈肌、胸鎖乳突肌、斜角肌、外肋間肌
吐氣	腹直肌、內腹斜肌、外腹斜肌、腹橫肌、內肋間肌

我遇過許多馬拉松選手，因為下背痛、髖痛、膝痛、腳踝痛、足底痛，各種原因來找我，測試臀大肌、股四頭肌、闊筋膜張肌、核心的肌力，很多是不足的！試想跑全馬，股四頭肌或臀大肌卻沒力，為了跑步時的推進力，只好前脛肌、腓腸肌、阿基里斯腱、足底筋膜怎麼能不多出點力來代償？久了怎不出事？經年累月下來，局部代償也不夠了，只好憋氣跑步，呼吸就成為最常拿來代償的深層核心。

155

根本解決之道就是調整呼吸、胸椎及肋骨，釋放橫隔膜、過度緊繃的肌群，最後再喚醒失能的肌群。

◎ 你的呼吸有問題嗎？

如果你有氣喘、支氣管炎、三高、肥胖、肋骨或鎖骨骨折、甲狀腺問題、行走或運動時疼痛、疼痛位置變來變去，不用想了，你有呼吸的問題。

「Nijmegen 問卷」可以評估你是否有呼吸失能？

	從未 0	很少 1	有時 2	經常 3	很常 4
1. 胸痛					
2. 感覺壓力					
3. 視線模糊					
4. 頭暈					
5. 混亂或喪失現實感					
6. 呼吸速度加快或呼吸加深					
7. 呼吸短促					
8. 胸部緊箍					
9. 胃脹氣					
10. 手指頭或手部刺痛感					
11. 呼吸困難					
12. 手指頭或手部僵硬或顫抖					
13. 嘴唇週邊緊繃感					
14. 手或腳冰冷					
15. 心悸					
16. 焦慮					

中文版資料來源：劉昕怡、許森彥、蘇世斌、急性換氣過度症候群之處理與預防，基層醫學，2007. 22(1): p. 17-21.

德國講師 Niko Romm 上課有提到，如果你是運動員（尤其是耐力型）的話，分數更要在 15 分以下。我們每天呼吸二萬四千餘次，呼吸是我們唯一能控制自主神經系統的方式，它也管理到我們的情緒，所以只要一息尚存，我們就要對自己說「我熱愛生命」，內觀我們的呼吸。

呼吸近年來在物理治療或運動訓練界都是非常夯的主題，但很少提到**當你在治療病人的呼吸時，你也在處理病人的情緒**；因此不要一下子做太困難的呼吸訓練，以免適得其反。

◎ 怎麼做呼吸調整訓練？

我上了許多呼吸相關的課程，彙整出以下的流程。

觀察	● 靜態：肋骨外翻、左右對稱、結構異常。 ● 動態：呼吸時上肋骨前後起伏、下肋骨外側擴張、腹部鼓起、是否有順暢的波浪？是否有輔助肌的代償？脊椎能否一節一節的動？
神經動能療法（NKT）測試	● 利用肌力反應，看症狀相關肌肉是否和呼吸有關。 ● 有時配合 SFMA 精選功能性動作評估和測試胸椎功能。
橫隔膜放鬆	● 橫隔膜筋膜釋放術，肋間肌、輔助肌有時也需要釋放。部分人甚至需要內臟筋膜釋放或打開胸椎。
調整生物力學	● 誘發「打不開」的呼吸肌、胸椎動作控制。 ● Dr. Dooley 的鐘擺運動活化「腹內外斜肌」。
調整生物化學	● 空氣飢渴運動、吸管訓練。
呼吸整合於日常功能	● 利用動態神經肌肉穩定術（DNS）維持「腹內壓」的狀態下做「垂死之蟲」運動（dying bug），上肢可作「四足跪姿肩胛穩定運動」（quadruped rock）。
緩和放鬆	● 鱷魚呼吸、90-90 呼吸、瑜珈呼吸（pranayama）、靜坐冥想、情緒釋放。

呼吸治療特別適合「閃到腰」，因為急性下背痛只能先做緩和放鬆。所有評估、治療，須在專業醫師、治療師指導下執行。

睡不好當然不會好！——

3C 低頭族頸椎痛該如何自我保養？牙齒與顳顎關節的重要

◎ 枕頭是「靈魂的倉庫」！

台灣人平均每天用手機上網的時間為世界之冠，儼然得了無手機恐懼症（nomophobia）。3C 族低頭滑手機，30 度頸部便受力 18 公斤，且很多人發訊息時習慣閉氣，長期下來還得了？除了平常注意姿勢外，枕頭是我們修復的好時機，所以我想從枕頭談起。

長期低頭滑手機，對於脊椎損害的壓力

頸椎承受的壓力會隨著低頭的角度增加負荷，導致頸椎彎曲。

壓力 大小	10 ～ 12 磅 約 5 公斤	27 磅 約 12 公斤	40 磅 約 18 公斤	49 磅 約 23 公斤	60 磅 約 27 公斤
頸椎 傾斜度	0 度	15 度	30 度	45 度	60 度

枕（まくら）在日文原是たまくら，意思是「靈魂的倉庫」。怎麼挑選呢？山田朱織枕研究所可以說是這方面的專家，她發現枕頭太高太低（影響頸椎壓迫）、太軟太硬（影響翻身）都不行！因此因人而異，書中及節目上都介紹過每個人都可以 DIY 的「玄關墊枕」的製作方式。

枕頭高度和頸椎的關係

枕頭太高或太低，都會壓迫神經，造成肩頸痠痛、頭痛、手麻、打呼、呼吸中止等症狀，影響深遠。

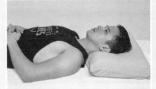 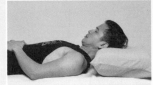 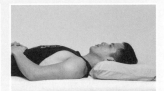

枕頭太低：
頸椎神經出口遭壓迫

枕頭太高：
頸椎神經出口遭壓迫

枕頭合適：
出口打開，神經未遭壓迫

綜合山田朱織醫師、應用肌力學的說法，我整理出如何找出最適合你的枕頭：

正躺	側躺	抱胸翻身	肌力反應測試

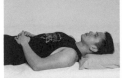 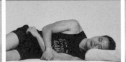 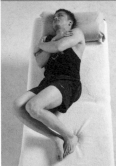 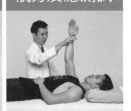

正躺
重點：
脖子是否緊張？仰角約 15 度？呼吸是否順暢？最好可以輕鬆吸到下肋兩側和腹部。

側躺
重點：
額頭、鼻子、下巴、喉結、胸骨柄是否成一直線，與床面平行？

抱胸翻身
重點：
頭、肩、骨盆是否能不費力地**同步翻身**？

肌力反應測試
重點：
枕頭不同的高度、軟硬、材質，找人幫你測試肌力反應，是否有不同？最好可以測胸椎旋轉的肌力反應，也呼應翻身功能。

159

◎ 從難纏的「甩鞭症候群」來了解頸椎

頸椎治療最難的問題莫過於甩鞭症候群（whiplash-associated disorders, WAD），常發生於創傷、車禍後。雖然好像沒有嚴重到四肢癱瘓，但還是有可能傷到頸椎的肌腱、韌帶、神經、硬脊膜（肌硬膜橋）、翼韌帶、脊髓，產生各式各樣的後遺症。

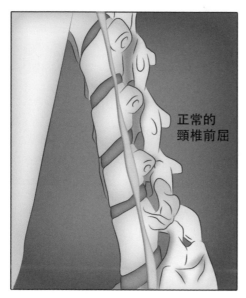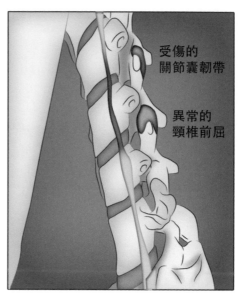

▲ 巴劉氏症候群：左為正常穩定的頸椎，前屈時不會壓迫到交感神經鏈；右為小面關節囊韌帶受傷，不穩定的頸椎壓迫刺激交感神經鏈，產生相關症狀。

有甩鞭症候群或長期頸椎問題的人，過度後仰的動作會拉扯到肌硬膜橋，造成硬膜或腦脊髓液的流動受阻。嚴重者甚至會有眼窩痛、偏頭痛、三叉神經痛、噁心嘔吐等症狀。

2018 年初我在美國鳳凰城《解剖列車大體解剖課程》研習時，在助教的幫忙之下，把大腦小腦拿出來，看到了硬腦膜要進入顱骨的地方。接著，我從後方找到枕下肌群的位置（大體老師面向上），往上摸。拉扯枕下肌群，硬膜會被牽動；反之亦然！證實枕下肌群可以透過肌硬膜橋來穩定脊髓。

甩鞭症候群常見症狀：

症狀	說明
巴劉氏症候群 Barré-Liéou syndrome	● 頸椎不穩定刺激到交感神經鏈，感生噁心、頭暈、頭痛、眼耳鼻、注意力不集中等症狀，需增生療法修復其穩定性。 ● 交感症狀嚴重者，或有創傷後壓力症候群，可能需要星狀神經節阻斷術。
硬脊膜損傷和頸椎一二節不穩定	● 枕骨到頸椎一二節處，有後小頭直肌與硬脊膜相連，稱之為肌硬膜橋（myodural bridge, MDB），受傷容易頭痛、枕下肌群緊繃，這裡富含大量本體感覺受器，甚至影響眼球追視功能。 ● 頸椎一二節是頭部旋轉最重要的關節，傷到其中的翼韌帶導致不穩定會在開口影像可以看到偏移。 ● 適用顱薦骨療法、花生球筋膜釋放、增生療法、頻率共振微電流治療。
頸椎創傷誘發的纖維肌痛症（cervical trauma-induced fibromyalgia, CTF）、脊髓導致的肌筋膜疼痛（cord-mediated myofascial pain）	● 纖維肌痛症的特徵是全身多數慢性痛，若疼痛從頸部開始蔓延到四肢，尤其是腳底也疼痛，怎麼治療都不會好，膝反射變強可考慮頸椎損傷壓迫脊髓，一直分泌發炎物質所導致。頻率共振微電流治療是我目前所知最有效的治療，可以降低發炎，並改善疼痛（平均7分變1分）。
延髓、缺氧、粒線體失能	● 雙側斜方肌緊繃是常見的臨床問題，會造成上頸延髓發炎物質增加，影響血流。延髓（延腦）是我們的生命中樞，於呼吸有關；副神經從延腦發出和上頸椎匯流，支配斜方肌、胸鎖乳突肌，所以壓力大時容易緊繃。 ● 除了放鬆，釋放壓力、呼吸、冥想、睡眠都很重要，頻率共振微電流治療亦可降低延髓發炎。 ● 粒線體失能在頸椎受傷後也常見。

161

這也是「顱薦骨療法」必定會治療的點！所以，藉由這樣的治療手法，對於頸椎受傷、鞭甩症候群、創傷性腦損傷等「腦脊髓液流動可能受阻」的疾病，「顱薦骨療法」或許會有幫助。

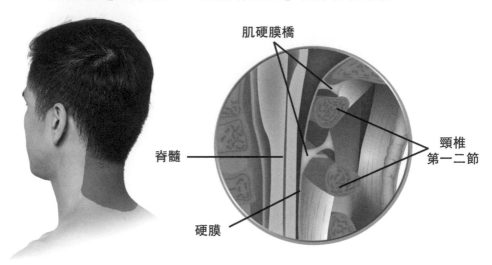

肌硬膜橋

脊髓

硬膜

頸椎
第一二節

▲ 枕下肌群筋膜透過肌硬膜橋，穿過頸椎一二節之間，連接到硬膜。

◎ 「花生球」是放鬆肩頸痠痛的好朋友！牙齒與顳顎關節學問大！

在枕下肌群，這裡有無數的肌肉和筋膜錬交錯，又與肌硬膜橋、硬脊膜、延腦、動眼、情緒相關，利用花生球放鬆這裡至關重要。

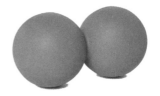

▲花生球可放鬆五條筋膜鏈。

好處有以下四點：

1.放鬆枕下肌群：這裡的肌梭等本體感覺受器每克 100～250 個，而臀大肌每克才 2.2 個，斜方肌每克 0.8 個！所以它肩負你整顆頭的重量與平衡，又和你眼球的反射有關，至關重要。

2.放鬆至少五條筋膜鏈：如果你相信《解剖列車》的肌筋膜理

論，又有肩頸痠痛，這個部位你絕對不能放過！因為光是用花生球在這裡滾啊滾，你至少可以放鬆淺背線（枕下肌群）、側線（胸鎖乳突肌）、螺旋線（頭夾肌）、淺背手臂線（斜方肌）、淺前線（胸鎖乳突肌），更遑論相關的中醫經絡。

3. **透過肌硬膜橋來穩定脊髓**：這裡一再強調的，治療硬膜，在頸椎曾經受傷的人身上非常重要。

4. **放鬆顳顎關節**：枕下肌群多連接到第一二節頸椎，不但與旋轉有關，更是顳顎關節的轉軸所在。故吞嚥、咬合有問題，甚至日本人愛講的齒牙接觸症（tooth contacting habit, TCH），也會導致枕下肌群緊繃，肩頸痠痛等慢性疼痛；常緊咬牙根，也會使循環變差、肌肉痛覺敏感化。

顳顎關節也是深層核心之一。不但富含本體感覺受器，嚼肌是人體第二強壯的肌肉（第一是臀大肌），又和緊張焦慮有關，當身體有弱連結時，很容易用它來代償。下顎是人體的「動態吸振器」（dynamic damper），對於人體直立行走功能時的平衡，扮演重要的角色。

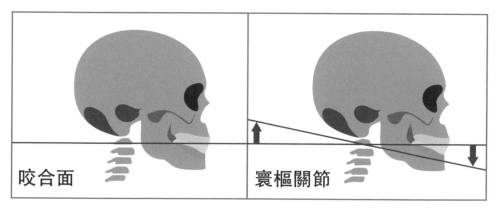

咬合面　　　　　寰樞關節

▲咬合面的「軸心」在哪裡？不是顳顎關節，而是第一二節頸椎（寰樞關節）！第二頸椎有個「齒突」穿過第一頸椎，同時也是頸椎左右轉的中軸。

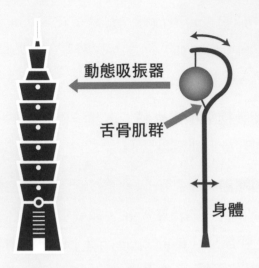

▲ 台北101上層有660頓重的「動態吸振器」，可以平衡地震和強風，人體的下顎骨也是一樣的作用，而舌骨上下肌群則有傳遞力量的作用。

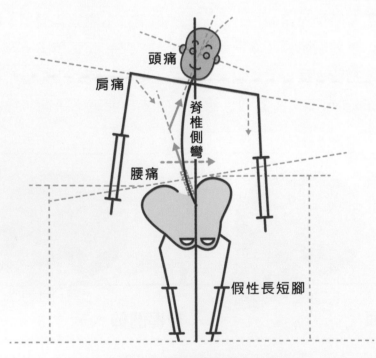

▲ 礦谷力學的全身歪斜連鎖反應。

礦谷力學療法觀察到顳顎關節歪斜，也會影響肩頸、脊椎、骨盆、長短腿的平衡。日本對於這塊著墨很深，甚至利用足壓測量，發現確實藉由齒科治療，可以改善足壓分佈，表示身體的前後左右平衡變好。有時候由下而上治療成效不佳時，不如試試由上而下。

訓練上，啟動頸部深層的肌肉非常重要，這不是件容易的事，所以建議在專業指導下執行。

甚至常見的頸椎大包（dowager's hump，或稱富貴包），其發生的根本原因為這些深層的頸部伸直肌（頭頸半棘肌、最長肌、髂肋肌）閉鎖伸長，無法正常收縮，加上頸胸椎控制不佳，於是日積月累逐漸突出，形成大包。

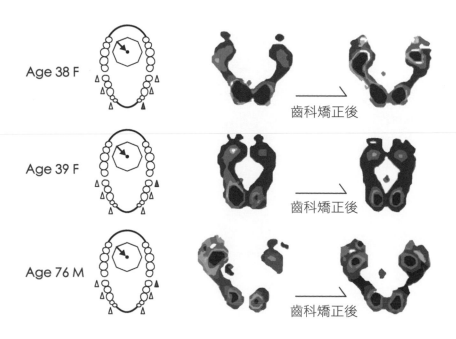

Age 38 F　　齒科矯正後

Age 39 F　　齒科矯正後

Age 76 M　　齒科矯正後

▲ 日本研究發現，利用齒科治療，可以看到足壓變得平衡，體態也跟著改變。

165

除了顳顎關節外，牙齒、牙齦的健康影響也很大；我自己有兩個有趣的個案。

一位年輕人，腰椎一直到尾椎痛，復健、針灸、整脊、打針怎麼都好不了，甚至給人指診從肛門伸入調整尾椎，還是未見改善。下肢肌力測起來全都弱，試了許多深層核心，還是喚不醒。最後請他用手指掐住他的拔牙，所有下肢肌力都變強！

我請他去看應用肌動學牙醫（AK dentist），發現他的那顆蛀牙當初只是用個「暫時性材質」不該放那麼久的，現在已經發炎了。

另一位病人雙膝嚴重積水，是我們一位南部非常優秀的增生療法醫師轉介給我的。兩年來膝蓋每次抽水都是 50 西西以上！做過風濕免疫科的檢查，沒找到任何問題。

我發現是牙齒引發的免疫問題，於是轉介給南部的應用肌動學牙醫。根據他的說法，這位病人的齒槽骨有 4 處局部感染及一顆根管治療牙齒，且跟膝關節的發炎正相關，且咬合也影響到骨盆的平衡。覺得不可思議嗎？日本《Aisei 健康雜誌》2019 年 4 月號，也闡述了牙周病（誘發免疫反應）與風濕性關節炎的關係。

免疫反應到處跑當然不會好！──

到處關節炎竟是食物過敏？談「食物過敏原」和「功能醫學」

◎ 驗了 224 項食物過敏原，實施「排除飲食」後，疼痛改善七八成！

一位婦女被診斷「纖維肌痛症」數十年，看過傳統醫學的神經內科、風濕免疫科、疼痛科、骨科等，沒找出其他問題，長期服用利瑞卡（Lyrica）效果不佳，後來到我的門診求診，真的是全身肌肉常見的疼痛點一壓就痛！我建議她到一家自然醫學診所做「224 項過敏原檢測」，抽出來是果然對多種食物過敏，其中最嚴重的就是奇異果、乳製品；結果她非常驚訝，因為她這十幾年來為了養生，每天吃一杯「奇異果優格」！沒想到她不吃這些過敏原後，疼痛改善七八成以上！再配合針對幾個激痛點做「低濃度葡萄糖注射」，長年的慢性疼痛終於解決了！

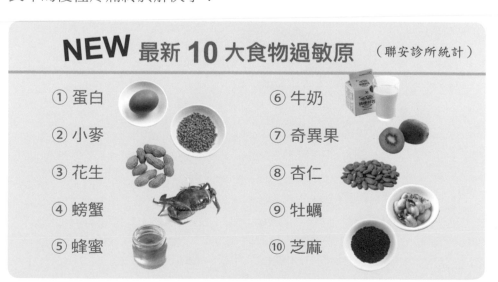

NEW 最新 10 大食物過敏原　（聯安診所統計）

① 蛋白	⑥ 牛奶
② 小麥	⑦ 奇異果
③ 花生	⑧ 杏仁
④ 螃蟹	⑨ 牡蠣
⑤ 蜂蜜	⑩ 芝麻

「排除飲食」是指避吃食物中的過敏原。最簡單就是先不吃咖啡、味精、阿斯巴甜（代糖），因為都有報告指出這些都可能刺激產生「纖維肌痛」症狀。**有許多為疾病所苦的人，尋求各式飲食療法，甚至因此吃素，自以為很養生（orthorexia），卻忘了最基本的事情：比起吃對食物，勿吃錯食物更重要！**常常結果測出來一堆蔬菜、水果過敏！

在我治療疼痛的經驗中，破壞的速度遠大於建設！就像你一腳踩加油，另一腳卻踩煞車一樣，再怎麼樣調整脊椎、再怎麼樣打針、再怎麼樣補充營養補充品，都不如你停止傷害自己。各種環境毒素、重金屬、微生物、食物過敏原、PM2.5；而這幾項，食物過敏原是最容易排除的，如果錯失了這樣，你會很扼腕！這些去除掉，療癒才露出曙光。

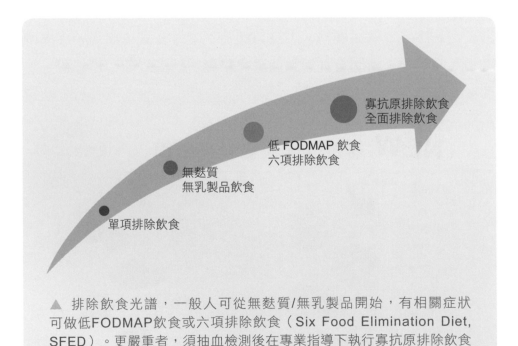

寡抗原排除飲食
全面排除飲食

低 FODMAP 飲食
六項排除飲食

無麩質
無乳製品飲食

單項排除飲食

▲ 排除飲食光譜，一般人可從無麩質/無乳製品開始，有相關症狀可做低FODMAP飲食或六項排除飲食（Six Food Elimination Diet, SFED）。更嚴重者，須抽血檢測後在專業指導下執行寡抗原排除飲食（oliogoantigenic elimination diet, OED）或全面排除飲食。

「無麩質飲食」可說是最基本的「排除飲食」，最有名的倡導者莫過於喬科維奇，他在書中說三個月後，體重減輕，並且「感覺更輕盈，更有活力，速度更快，柔軟度增加，而我還是跟以前一樣強壯。」、「我不再感覺喘不過氣來，過敏減少了，氣喘消失了。」而且「信心取代了恐懼與懷疑」。

有研究指出纖維肌痛症患者實施「無麩質飲食」後，有近四成改善，所以不妨一試。另一個強烈建議實施「無麩質飲食」的，就是「類風濕性關節炎」的患者。

英國著名醫學期刊《刺絡針》的研究指出，「類風濕性關節炎」的患者實施「無麩質飲食」後，不但疼痛的嚴重度、關節數目減少，晨僵時間縮短、握力增加，連抽血報告的發炎指數、白血球數都降低。但麻煩的是一般的食物過敏原檢測，並無法檢測出麩質過敏。

《刺絡針》雜誌的另一篇研究也發現，**「排除飲食法」避免食物過敏原也可以有效改善「類風濕性關節炎」。** 最常見的過敏原是麩質（穀物）、玉米、堅果、奶蛋、牛豬肉、柳橙、燕麥、咖啡等；高達九成的病人平均十天，就感受到症狀改善！三分之一的病人更能長達 7.5 年不需止痛藥物。

如果嘗試了「無麩質」沒有改善，建議您做全面性的「排除飲食法」！僅需抽血檢驗「224 項過敏原檢測」，快速找出你所有的過敏原，愈嚴重愈可能與「腸漏症」有關，此時你需要這方面專業的醫師協助你做完整的「5R 腸漏症療程」：Remove, Replace, Reinoculate, Repair, Rebalance（排除毒素、取代補充、重植腸內菌、修復腸粘膜、重新平衡）。偶而會遇到幾乎全部過敏（allergic to everything）的病人，表示腸漏症嚴重，此時更需要配合醫師指示，

一步一步邁向健康之路。

不要以為「過敏？我吃下去不舒服啊！」我們必須先瞭解三種食物反應的差別：

食物過敏（allergy）	IgE 高，急性的過敏反應，病人容易察覺。如蕁麻疹、氣喘。
食物敏感（sensitivity）	IgG 高，慢性的過敏反應，病人不易察覺。如上述纖維肌痛症病人的例子、喬克維奇，產生關節炎、疲勞、偏頭痛、失眠、腸躁症、脹氣、注意力不集中、記憶障礙。（IgG 半衰期 25 天）
食物不耐（intolerance）	非免疫反應，如乳糖不耐症。

許多過敏原會產生嗎啡類物質，如麩嗎啡（gluteomorphins）、酪嗎啡（casomorphins），使心情愉悅，導致「過敏原上癮症（allergen addiction syndrome）」，很多人其實是熱愛吃他的食物過敏原的！甚至很多時候，你最過敏的食物，就是你最愛吃的食物。

有趣的軼事：我曾經有位病人去拜拜，媽祖跟他說不要吃麩質3 年，結果她全身的關節炎就好了！後來她 3 年後開始狂吃麵食，手指、膝蓋關節炎又發作。

也曾經遇過一位年輕少女，全身慢性疼痛，我問她飲食習慣，她回了我五個字：「我只吃甜點。」我至今仍毛骨悚然，（她真的不吃飯、不吃菜、不吃肉，只吃甜點。水果？可能只有甜點上面的草莓或藍莓吧。）這不全身慢性發炎才怪！

◎ 所以，我到底該吃？採取何種「飲食法」？

一般人只要均衡飲食就好，但一些「久病不癒」的人，或許是「吃錯了」造成的，可以嘗試以下飲食法，是我特別推薦的：

飲食法	適合對象	實例
排除飲食法	「免疫」問題：過敏、類風濕性關節炎等自體免疫疾病、纖維肌痛症。 「腸漏症」相關：腸躁症、關節痛、腎上腺疲勞、便秘、克隆氏症。 「腦漏症」相關：偏頭痛、自閉症、過動兒、憂鬱、焦慮等。	1. 基本版：無麩質飲食。 2. 淺嚐版：禁吃麩質、奶製品3週，再慢慢加回來。或考慮低 FODMAP 飲食、低醣飲食、原始人飲食。 3. 進階版：做過敏原檢測，搭配腸漏症 5R 療程。
荷爾蒙重設飲食法	「荷爾蒙」問題：子宮、卵巢問題（雌性素），嗜甜、肥胖（胰島素），易餓（瘦體素），壓力、失眠（可體松），脹氣、落髮（甲狀腺），皮膚、鼻竇問題（生長激素），疲憊、容易感冒、性慾低下（睪固酮）	Dr. Sara Gottfried 發現某些食物會刺激或影響其分泌，所以我們藉由避免這些刺激來「重設」它，就像電腦重新啟動一樣！
低 FODMAP 飲食（同時配合色氨酸飲食）	腸躁症、壓力、脹氣、小腸細菌過度增生（SIBO）、腸道菌叢失衡（dysbiosis）、非乳糜瀉麩質敏感症（non-celiac gluten sensitivity, NCGS）	1. 多吃蛋、魚、肉、胡蘿蔔、芹菜、菠菜、黑巧克力（70% 以上）、米飯、橄欖油、迷迭香、綠茶。 2.FODMAP 簡單講就是避免「發酵性短鏈碳水化合物及醣醇」的飲食法，例如小麥、莢豆類、奶類、蜂蜜、蘋果、白花椰菜等。若真的有心執行可下載 Monash app。

在台灣舉辦「FSM 頻率共振微電流治療」時，一位學員的下背痛，講師評估後認為是小腸的問題，用了小腸的頻率後立即改善！又找出了一些過敏原，執行排除飲食法後整體精神狀況都有改善。

◎ 為什麼你該做「功能醫學」的檢測？找出「化學因素」的王道！先進、科學、精準、全面、預防！

功能醫學是個個人化、以病人為中心、科學實證的治療模式，找出疾病的根本原因與病人的基因、生化、生活習慣的關係。

生理與機能：整理患者的臨床失衡因素

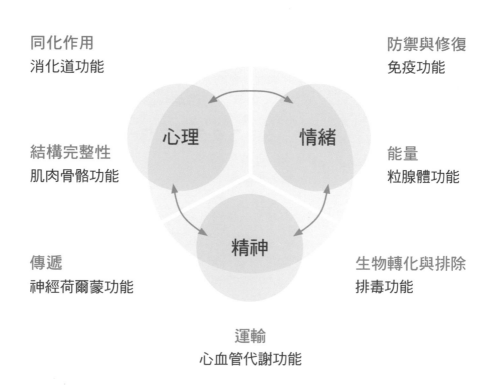

同化作用
消化道功能

防禦與修復
免疫功能

結構完整性
肌肉骨骼功能

能量
粒腺體功能

心理　　情緒

精神

傳遞
神經荷爾蒙功能

生物轉化與排除
排毒功能

運輸
心血管代謝功能

▲ 功能醫學將所有疾病的肇因分成七大功能：同化作用、結構完整性、傳遞、運輸、生物轉化與排除、能量、防禦與修復。

舉例來說，你同時有類風濕性關節炎、骨質疏鬆症、落髮、失眠、肌肉骨骼疼痛，傳統醫學可能分別開不同的藥，但藉由功能醫學的檢測，可能發現同屬於「粒線體功能」或「免疫」的問題、缺乏哪些營養素，給予相關的治療，從根本改善症狀。

許多奇奇怪怪的關節炎，不到重大風濕免疫疾病（類風濕性關節炎、紅斑性狼瘡、僵直性脊椎炎等）的程度，做了檢查都說沒有異常，也就是所謂的「亞臨床」、「亞健康」狀態，十分惱人，但因為未達「疾病」診斷標準，更細微的檢查或治療健保都不給付；其實可能跟食物過敏原、環境荷爾蒙造成的免疫反應有關。功能醫學在這方面成效十分卓越！

所以我們可以說，功能醫學是最先進、最科學、最精準、最全面、最預防醫學。

我在 2018 年 6 月開始「以疼痛為導向的功能醫學整合門診」，就是有感於太多奇奇怪怪的肌肉骨骼疼痛就是根源於功能失衡：免疫功能、粒線體功能、排毒功能、代謝功能、神經荷爾蒙功能、消化功能！一開始學習神經動能療法，發現許多弱連結起源於核心肌群，甚至深層核心（呼吸、顳顎關節、骨盆、疤痕）；但隨著愈來愈多人轉介困難的病人給我，竟然發現這些難治型病人的弱連結連深層核心也叫不醒！學了應用肌動學後，才發現許多這類病人的疼痛竟然起源於上述的功能失衡，而功能醫學正好提供了「化學性不穩定」絕佳的評估和治療方式。

醫師或治療師在治療肌肉骨骼疼痛時，常只著重結構調整、運動治療，事實上呼吸、睡眠、營養問題才是治療病人一直無法康復的關鍵！

列舉四樣最常見的營養問題：

小腸細菌過度增生（SIBO）	● 反應低下：股直肌。 ● 典型症狀：脹氣、打嗝或放屁有腐臭味、玫瑰痤瘡（酒槽鼻）。 ● 避免 FODMAP，補充維生素 D、鐵、維生素 B12、益生菌、過氧化鎂（Ozovit®）。
腸漏症、腸道菌叢失衡（dysbiosis）	● 反應低下：闊筋膜張肌。 ● 典型症狀：過敏免疫疾病、腸躁症、自閉症、甲狀腺異常、腦霧（腦漏症）。 ● 5R 療程第一步就是「移除過敏原」，所以過敏原檢測是最重要的！尿液檢測也可診斷腸漏。
腎上腺疲勞	● 反應低下：縫匠肌、股薄肌。 ● 典型症狀：睡眠障礙、嗜鹹、姿態性低血壓、固定時間感到疲勞（尤晨起、下午）、掉髮、骨盆後傾。 ● 檢查：血液、尿液、唾液的皮質醇。 ● 一般建議避免咖啡，補充：維生素 B5、維生素 C、鎂、腎上腺萃取物、紅景天（如 Adreset®）、DHEA、Ashwagandha（阿育吠陀草藥）。
念珠菌感染	● 典型症狀：嗜甜、口舌有白絲、疲勞、免疫力低下（常泌尿道感染）、注意力不集中、記憶模糊、腸躁症、心理疾病。 ● 斷糖飲食（包括酒精）、硼元素、優格、大蒜、維生素 C、椰子油。

　　曾經遇過一位年輕女性原本下背痛好得差不多了，結果莫名其妙復發！詳問病史後發現，前一陣子有念珠菌感染，利用我德國買的順勢療法測試瓶（nosodes）盲測，結果真的在使用「念珠菌製劑」時，腰大肌肌力變強。於是建議她斷糖飲食。

　　雖然曾有婦產科醫師跟我說：念珠菌感染我們看很多，病人不見得都有疼痛。「很多疼痛的患者，念珠菌感染可能是他的維持因

素」這句話本來就不等於「念珠菌感染會導致疼痛」，邏輯上沒有關聯。

再者，可能它在陰道沒問題，他在大腸、小腸、食道呢？重點是它是否造成腸道菌叢失衡（dysbiosis）繼而一直去刺激免疫系統，而非感染本身。

◎ 容易發炎的脂肪組織！

創傷後或手術後病人常會「輕輕觸碰就痛」的異痛覺，除了可能是嚴重的神經痛、反射性交感神經失養症外，有時我放上超音波，會發現發炎的脂肪組織！

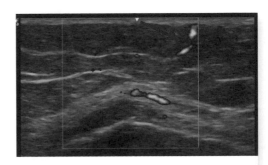

▲ 下方的紅點為隱神經發炎，延伸而出包圍脂肪的神經也因受傷而發炎，產生血管增生（箭頭處）。

我的經驗是在膝關節術後特別常見（如關節鏡手術、關節置換術），其他部位也都有可能發生。

原來我們的表淺的神經有像漁網一樣的分支往上交織穿過脂肪組織，一路到皮膚，當受到撞擊或創傷時，會有血管增生的現象。

此時，消除掉這些脂肪神經發炎的秘訣就是「好油帶走壞油」！通常脂溶性維生素（如維生素 A、D、E）或 omega-3 魚油（根據 Barry Sears 醫師的說法，治療慢性疼痛需每日 7.5 克高劑量的魚油）就可以達到治療這類發炎的效果。腹部有皮下脂肪、腸繫膜等，一但開刀後容易發炎，沾黏在一起，所以需要大量的好油、雷公根來減少沾黏。

以前我們「抗發炎」的概念都是消炎，但未來的趨勢是促進消散！而 omega-3 魚油便能產生消散素（resolvins），幫助發炎物質的代謝。

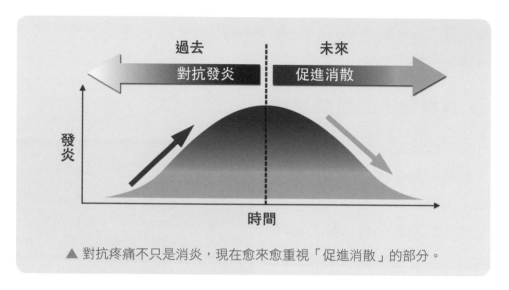

▲ 對抗疼痛不只是消炎，現在愈來愈重視「促進消散」的部分。

如果你想要更精準，想要知道你到底最需要的是哪種脂溶性維生素或 omega-3 魚油的話，可以做脂肪酸平衡評估、維生素評估，這和心血管健康有關，也可以看出你最缺乏哪些營養素，作為未來飲食治療的參考。

我自己的檢測報告出來，最缺乏的脂溶性營養素是維生素 E，誰又能料到呢？

編號	檢測項目	檢測結果	分布範圍參考		
1	Retinol（維生素A）	64.21	43	59	91
2	Alpha-Carotene（a-胡蘿蔔素）	4.92	2	5.4	14
3	Beta-Carotene（β-胡蘿蔔素）	10.45	9	28	77
4	Lycopene（茄紅素）	18.00	3	8.1	18
5	Lutein（葉黃素）	29.98	8.7	16.1	29.7
6	Alpha-Tocopherol（α-維生素E）	7.68	7	11	22
7	Gamma-Tocopherol（γ-維生素E）	0.92	0.6	1.5	3.2
8	Delta-Tocopherol（δ-維生素E）	0.08	0.05	0.13	0.27

▲ 上表是我自己的維生素檢測，才發現原來我脂肪酸尚可，最大問題是維生素E。

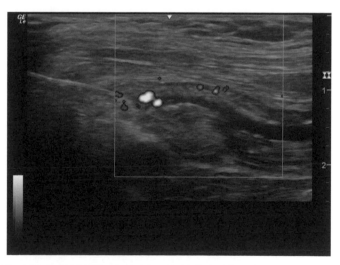

▲ PRP在外股皮神經做神經解套注射，接著做高劑量硫辛酸治療，以促進發炎物質的消散、改善神經痛、促進粒線體功能。

我曾經在一位術後嚴重脂肪發炎的病人身上,在發炎部位用超音波導引注射 PRP(富血小板血漿),然後配合靜脈營養治療,使用高劑量硫辛酸,原因有三:它是一種 omega-3 脂肪酸、有研究證實可改善糖尿病神經病變、可改善粒線體功能。但高劑量補充時,需注意其他維生素的平衡。

◎ 關節炎不是「止痛藥缺乏症候群」

你是因為身體缺乏止痛藥這個化學物質,所以關節疼痛嗎?當然不是!咦?那你一直吃?

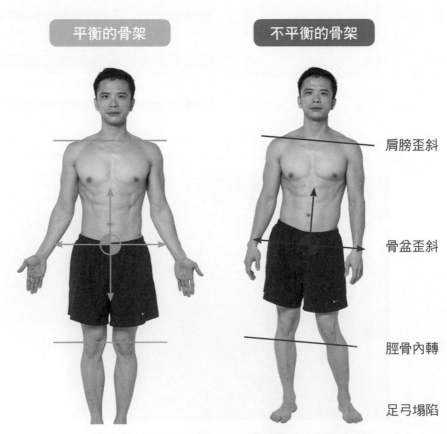

▲ 不平衡的骨架會導致一連串身體的歪斜和疼痛。

退化性關節炎或關節痛可能是曾經受傷或結構不穩定、假性扁平足（足弓塌陷）等結構性因素造成；也可能是生物化學性的因素：如免疫、缺乏維生素 B3 或 D、粒線體、食物過敏原或吃太多茄屬植物（如番茄、茄子、馬鈴薯）、糖尿病或肥胖、基因表現、甲基化能力、神經荷爾蒙、腸道、抗生素。此外，抽煙和網球肘、高爾夫球肘高度相關！（持續抽煙，你的肘痛再怎麼都不會好），高血脂和細菌也被發現和阿基里斯腱損傷有關，腰痛和鼻竇炎、氣喘過敏相關。

一個疾病可能由很多原因造成，一個根源也可能演化成不同的疾病。Mark Hyman 醫師在介紹功能醫學時說到，常常有民眾（甚至醫師）問他：「你會治 X 病嗎？你會治 Y 病嗎？你會治 Z 病嗎？」

他的回答總是：「我只會治人！」十個關節炎來的病人，可能十個人療法都不一樣！我也是一樣。

我有時也根據疼痛部位或症狀，提供靜脈營養治療或飲食建議：

疼痛部位或症狀	提供靜脈營養治療或飲食建議
斜方肌痛、提肩胛肌痛	麥爾氏溶液、維生素 C、鎂、魚油，搭配靜坐、冥想、運動
椎間盤突出	維生素 C
下背痛	麥爾氏溶液、維生素 B12、益生菌、鎂
糖尿病神經病變	硫辛酸、維生素 B12
腕隧道症候群	維生素 B12、B6
滑囊炎	維生素 B12
半夜腿抽筋	維生素 E、鎂、維生素 D、鉀

（續下頁）

退化性關節炎	主要：維生素 B3、第二型未變性膠原蛋白、葡萄糖胺、軟骨素、MSM、維生素 C 次要：維生素 D、B6、E、錳、酪梨、SAMe 勿吃過敏原、茄屬植物。
類風濕性關節炎	勿吃過敏原（可先試無麩質飲食） 多重維生素、礦物質、鋅銅平衡 脂肪酸、鳳梨酵素
疲勞、壓力	維生素 C、茶鹼鎂、腦磷脂，參考功能醫學檢測

◎ 基因天註定？「營養就是基因治療！」

有一次去參加生技保健展，基因檢測儼然是當紅炸子雞。但正當我覺得這是未來發展趨勢時，搭手扶梯時無意聽見前面兩個女生說：「測出來有帕金森基因、癌症基因又怎樣？又改變不了什麼。」

大錯特錯！

以有「中風基因」之稱的甲基化基因 MTHFR 為例：甲基化控制我們的基因表現，決定基因的開關；跟身體超過兩百種功能有關，從皮膚修復、消化、排毒、抗氧化，到情緒穩定、思慮清晰、精神飽滿。基因和甲基化功能有密切關係，這個基因有變異的話，甲基化能力會大幅降低 30 ～ 70%，容易導致同半胱胺酸血症（hyperhomocysteinemia），增加心血管疾病的風險。此外也和憂鬱症、躁鬱症、自體免疫疾病、偏頭痛、癌症、自閉症、反覆流產有關。

再以「自體免疫疾病」為例，《科學人雜誌》提出三部曲理論：基因傾向→環境因素→腸漏症。也就是說，儘管你檢測出來有自體免疫疾病基因，那絕非宿命！首先，避免環境因素，包括壓力、毒素、過敏原、發炎、營養缺乏、睡眠不足（STAINS）；治療腸漏症，

不要讓那些亂七八糟的抗原或食物過敏原穿過腸壁，讓身體以為有外來物，引發不必要的免疫反應。

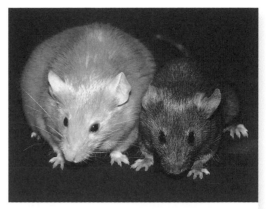

▲ 著名的Agouti老鼠，他們的基因一模一樣！可是營養改變了宿命。（摘自https://zh.wikipedia.org/wiki/File:Agouti_Mice.jpg）

右圖這兩隻可以說是科學史上最有名的老鼠了！兩隻基因完全相同，都背負了充滿黃毛及疾病的缺陷基因，如左邊這隻，但擁有同樣基因的右邊這隻老鼠，給他葉酸、維生素 B12 等幫助甲基化的物質，竟然沒有發病，毛色黝黑！營養改變了基因的宿命！

Ben Lynch 醫師著有《骯髒的基因》一書非常精彩，裡面提到了許多「骯髒的基因」，例如 COMT 基因會影響專注力、雌激素、子宮肌瘤；MAOA 基因會影響情緒跌蕩、嗜糖；PEMT 基因會影響肝膽、腸胃功能、肌肉痛⋯等。儘管現在很多基因檢測，檢測結果是死的，但轉譯轉錄出來的蛋白質是動態的，且操之在我！腸壁細胞就是我們的書記官，每天都在記錄我們的健康，七天就重寫一遍。如果你每天大啖高糖飲食、熬夜不睡、生活充滿壓力，書記官就無法專注於修復腸壁，他會告訴你的基因：即然他不給我時間修復，請給他脆弱的腸壁，讓食物都可以漏過去（腸漏症），讓他疲勞不清的神智、粗糙的皮膚、外加一堆粉刺。

如果你吃得對、睡得好、運動得當，書記官就會告訴你的基因：請給他健康的身體、清晰的心智、美麗的皮膚。

營養缺乏當然不會好！——

全身痛「纖維肌痛症」竟是維生素缺乏？談「維生素 D」和「麥爾氏溶液」

◎ 女神卡卡，卡在哪？

女神卡卡（Lady Gaga）在紀錄片中透露自己飽受「纖維肌痛症」之苦。主要症狀是慢性的全身性疼痛（因此有人認為屬於「肌筋膜疼痛症候群」光譜的另一端）；診斷標準尚有疲勞、認知症狀、醒來不神清氣爽。根據日本「線維筋痛症學會」統計 3541 人，常見症狀依序為廣泛性疼痛、口乾眼乾、關節痛、憂鬱、失眠、腸躁症、肌肉緊繃、膀胱過動、倦怠感等。

傳統治療以藥物治療、物理治療為主，有明顯的「激痛點」可適時做激痛點注射、針灸、按摩以緩解疼痛。但除此之外，還有什麼可幫忙呢？

「纖維肌痛症」至今致病機轉眾說紛紜，每個人的臨床表現也大不相同；也發現和慢性疲勞症候群、自體免疫疾病、童年創傷有關。因此，我傾向它有各種不同的病因。我去美國波特蘭上「頻率共振微電流治療」課程時，Carolyn McMakin 醫師把「纖維肌痛症」依肇因分為七項，我再把它整理成四大類如下：

1. **身體創傷**：頸椎創傷誘發最常見。

2. **心理創傷**：壓力、童年陰影、憂鬱、焦慮、職場霸凌、身體化症狀。

3. **環境因素**：毒物、感染、食物過敏原、麩質、代糖、味精。

4. 內在因素：荷爾蒙紊亂（缺鎂、維生素 D、甲狀腺、腎上腺等）、失眠、更年期、基因表現（如甲基化功能異常）、免疫、部分腫瘤。

既然肇因不同，「纖維肌痛症」不能一概而論，對症下藥是最重要的事。其中值得注意的是「頸椎創傷誘發」的纖維肌痛症，很多人不知道這也是常見成因之一。我曾經治療過一位車禍後頸椎受傷合併「甩鞭症候群」，誘發纖維肌痛症的年輕女性患者，發現她同時有頭暈、噁心的症狀，疑似「巴劉氏症候群」，針對她的頸椎及激痛點做「增生療法」，效果不錯。

但有些病人需要其他治療，例如有頸椎的交感神經鏈症狀、創傷後壓力症候群，可能需要「星狀神經節阻斷術」；傷到上頸椎韌帶、脊髓或延髓等上神經元時，可能需要導引注射相關韌帶或頻率共振微電流治療。

如果是其他原因造成的纖維肌痛症，當然就需要別的治療。纖維肌痛症患者交感神經、腎上腺亢奮，隨時處於打或逃（fight or flight）狀態，可體松增加導致腸壁變薄（腸漏症），胃液和酵素分泌減少，引發胃食道逆流、腸躁症、菌叢失衡。性荷爾蒙分泌也會減少，產生疲憊和類似經前症候群的症狀。生長激素也減少，肌肉修復變慢，睡眠也變差。這些都要一併處理，但除此之外，目前受注目的治療方式就是維生素 D。

◎ 補充「陽光營養素」維生素 D，疼痛大幅改善？

眾所皆知，維生素 D 可幫助鈣質吸收，但其實維生素 D 還與肌肉無力、認知功能、預防跌倒、降低慢性病發生率有關。台大研究發現「全身慢性疼痛」與缺乏維生素 D 有關，且國人高達 98% 缺

乏維生素 D。幸好維生素 D 抽血即可檢驗，一般正常範圍 30 ～ 100 ng/mL，但許多自然療法醫師會建議維持在 50 以上。但怎麼補充呢？

1. 口服：食物中含有維生素 D 並不多，常見的有鮭魚、鯖魚、鮪魚、蛋黃、起司、肝臟；嚴重維生素 D 缺乏者，可能需要營養補充劑的幫忙。補充劑量跟一般骨質疏鬆不一樣（低劑量，每天 400 ～ 800IU），在治療纖維肌痛患者，可能需要每天 4000 ～ 10000IU 這樣的「高劑量」，隨之也有相對的風險。

因此如果需要補充「超高劑量維生素 D」請務必找有經驗的醫師，討論並了解其風險與利弊，並配合做相關監測；不過在這裡為了讓大家心安，「維生素 D 中毒」其實是極罕見的，研究發現即使每天 10000 IU 連吃五個月也不會中毒，超過 40000 IU 較有可能發生。還是擔心不妨去參考幾篇專門探討維生素 D 中毒的文章，發現最常見的原因是服用製作不良或標示錯誤的維生素 D，或使用超高劑量（補充十萬以上單位）；相較於文中誇張的劑量，你就知道一天 4000~10000IU 是安全的。

2. 日曬：曬太陽當然是「尚天然」的方法，最常被提到的「標準照法」就是上午 10 時至下午 3 時的太陽下，露出手腳照 5 ～ 30 分鐘，而且不能擦防曬，因為只要 SPF 8 以上，就會遮蔽掉幫助製造維生素 D 的 UVB，但切勿過量。太陽光和口服的維生素 D 一樣嗎？有研究發現，太陽光會在五十幾種維生素 D 產物中產生一種特別的 5,6-trans-vitamin D，有「維生素 D 調節者」之稱！可以調節維生素 D 進入循環的量，且調節其作用。

日照也有提高免疫力的好處。愛美怕曬黑？擔心皮膚病變？不想一直靠吃的？我推薦科學實證，連《新英格蘭醫學雜誌》都提到

的「維生素 D 燈 Sperti」，可以有效提高維生素 D 濃度。

◎ 「麥爾氏溶液」改善疼痛、緊繃、疲勞、纖維肌痛症！

「營養素缺乏」也是現代文明的通病，你以為營養過剩但其實營養極度缺乏，西化的飲食還被稱為「悲傷的美式飲食」，SAD (Standard American Diet)！

《鎂的奇蹟》一書提到，現在蔬菜等食物裡的鎂含量，已經大不如前。而「鎂」有「天然的肌肉鬆弛劑」之稱，有研究發現纖維肌痛症患者連續補充四至八週的鎂，疼痛指數可降低六成以上。在「國際醫師靜脈營養注射治療」課程中，提到「麥爾氏溶液」（Myers cocktail），裡面便含有鎂離子、鈣離子、維生素 C、維生素 B 群等，對肌肉痠痛、疲勞、纖維肌痛症、偏頭痛、慢性鼻炎有幫助（每週 2 次，連續八週）。

我自己臨床上非常常使用「麥爾氏溶液」，對於急性疼痛、閃到腰的人不想打消炎止痛藥或類固醇，「麥爾氏溶液」效果奇佳，最明顯的感受便是肌肉放鬆，緊繃感消除。

◎ 總結「纖維肌痛症」或「慢性全身性疼痛」

針對「纖維肌痛症」要找出原因：身體創傷可針對肇因治療（例如增生療法、頻率共振微電流治療），環境因素可先找出過敏原和毒素（例如先做無麩質飲食、排除飲食、螯合療法），內在因素要先找出生化異常（例如補充維生素 D、鎂、功能醫學）。

此外，運動、物理治療不可偏廢。針對心理創傷的部分，在上「內臟筋膜鬆動術」、「情緒釋放術」等課程時，許多治療師對於

治療纖維肌痛症非常有自信。要注意的是，會導致纖維肌痛症可能是「多因性」的，也就是同時有麩質過敏、維生素 D 不足、腎上腺疲勞、腸漏症等因素造成。因此，在治療上常常需要多管齊下。

我的「纖維肌痛症」治療流程：

確診→抽血（過敏原、維生素 D、功能醫學檢測）→治療多管齊下：連續八週的「麥爾氏溶液」療程、激痛點可做局部注射、內臟筋膜鬆動術→功能醫學找出根源、排除飲食（腸漏症 5R 治療）、補充維生素 D、頻率共振微電流治療、規律運動→追蹤。

目前纖維肌痛症治療：

找出病因	●環境、內在、身體、心理，若基本的常規治療無效，我和 Dr. Dave Ou 討論的經驗，若為食物過敏，找出來通常效果非常好！消化、營養素缺乏、免疫、甲基化功能、粒線體功能、荷爾蒙、重金屬、黴菌、病毒為其次追查重點。
經靜脈治療	●靜脈雷射搭配靜脈營養治療：「麥爾氏溶液」療程。
飲食調整	●排除性飲食、色氨酸飲食、粒線體飲食、腸漏症 5R 治療，避免代糖、味精。 ●補充鎂和甲基：綠色葉菜。
生活調整	●吃鎂、擦鎂、泡鎂：除了補充鎂，疤痕及疼痛部位可擦鎂油，也可自己在家鎂鹽泡澡，或去嘗試漂浮水療。 ●冥想、運動（太極、瑜珈）、減少自由基。
急性疼痛處理	●物理治療、激痛點注射（低濃度葡萄糖、麻藥）、針灸、按摩。
營養補充品	●鎂、輔酶 Q10、左旋肉鹼 ALC、SAMe、維生素 D。 ●黴菌或病毒則另有療程。

干擾場搗蛋當然不會好！——

「筋膜中的黑洞」：肚子的「疤痕」讓你的核心無法啟動？

◎ 皮膚是「暴露在外面的神經」！談「疤痕」的11道陰影

我曾經有位病人右手抬不起來，在治療甲狀腺手術的疤痕後，立馬抬起來。加上我自己有很多疤痕，讓我開始對疤痕產生興趣。

爾後，治療疤痕的反應屢屢讓我驚奇。到底怎麼回事？

皮膚是人體最大的器官，也是第一道防線，上面滿佈神經、腺體、免疫細胞，與中樞及周邊神經同源自外胚層，連結我們對外界的反應，所以我們可以說，皮膚是「暴露在外面的神經」。疤痕改變了組織，皮膚感覺與別處不同，本體感覺回饋也不一樣。即使疤痕已經不痛了，身體仍然沒有忘記這裡曾受過傷，感覺接受器依舊興奮，痛覺記憶不斷上傳，而我們人類是「接受器驅動」的個體，已經產生了錯誤的神經塑性，對「動作控制」影響甚鉅。

在自然醫學中，疤痕被視為嚴重的「干擾場」，深深干擾我們的結構、化學、情緒。一直以來，醫界只重視疤痕沾黏、敏感、疼痛、搔癢、美觀等問題，對於動作控制、干擾場，所知甚少，也很少有人在處理。

疤痕分成「肥厚性疤痕」、「蟹足腫疤痕」、「萎縮性疤痕」，發生在創傷、手術（線性）、燒燙傷（廣泛性）之後，疤痕如果影響到了真皮層或筋膜，就有可能影響到皮膚或筋膜的功能。怎麼影

響呢？我整理如下：

1. 局部直接影響：我曾經有個阿根廷的病人，他在阿根廷時，椎間盤突出在當地手術，用髂骨去補，該處產生萎縮性疤痕，他說手術後神經根痛好了，但是變成右邊屁股的麻痛，困擾不已。經檢查後，該疤痕壓到了「內臀皮神經」（medial cluneal nerve），所以我沿著疤痕利用超音波導引「神經解套注射」（hydrodissection）將它打開來，症狀馬上解除。除了神經之外，當然看**疤痕的位置阻斷了什麼？可能是神經、血管、肌肉、筋膜、肌腱、韌帶、關節、淋巴，而發生沾黏或活動度受限、失能。**

2. 神經發炎反應：皮膚受傷刺激到中樞神經的反射弧，造成「神經發炎反應」，在局部釋放許多神經胜肽。請注意這是持續釋放的，只要疤痕一直在，就一直刺激延腦，你只會愈來愈敏感，這些神經發炎物質逐漸累積，直到超過你的臨界值，成為最後一根稻草；如果當時有微生物感染，神經反應變更加劇烈。這也是為什麼很多人說：「我這疤痕十幾二十年前的，還有可能產生影響嗎？」答案是 YES。摩擦、衣物太緊，都會使神經發炎增加。在這個理論中，可以初步看到疤痕會刺激中樞神經，並藉由反射弧影響擴及全身。**甚至在老鼠或人類身上，**也發現手術後認知退化（post-operative cognitive decline, POCD）和阿茲海默症，可能與神經發炎有關。

3. 影響筋膜張力：研究發現疤痕似乎與「張力方向」有關，這就是為什麼比較講究的醫美診所會沿著筋膜「張力方向」動刀，因為切斷筋膜方向的橫向疤痕，其張力大小是平行方向的三倍。疤痕打斷了「肌筋膜鏈結」（myofascial continuity），這對我們的張力整合結構、動作控制等，都會產生影響。我自己治療過最神奇的案例，就是一位年輕女性，多處骨折，包括脊椎、肋骨、骨盆等脊椎

手術與多處骨折的手術後留下許多又大又長的疤痕，尤其左側腰際的一道疤痕，十多年來一直讓她感覺非常不舒服。注射腰際疤痕上半部的時候，她明顯感覺到左上臂、肩膀一陣酸麻。注射到疤痕下半部的時候，她更明顯感覺到脖子整個放鬆！可能該病人的體質比較敏感，但她也讓我相信，透過治療疤痕，讓她的筋膜終於得到釋放，否則這些疤痕就像黑洞一樣，不停將筋膜張力吸引過去，久了勢必引發不適。

4.**筋膜深入內臟**：較深層的傷害可以深入內臟，因為內臟本身就是筋膜包覆著的，筋膜間互相有訊息溝通是很正常的。我們知道內臟的手術容易造成沾黏，基本上就算是一種疤痕事件（cicatricial

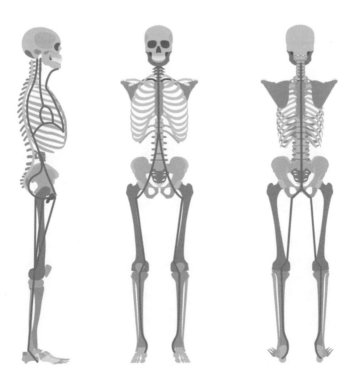

▲ 解剖列車的深前線連結體表的肌筋膜到內臟筋膜，深入心肺，也有人說它和中醫的肝經相似。

event），可能直達「深前線」，這是《解剖列車》中註明會入臟的經絡，卡住了可能引響蠕動、呼吸；這些受傷的深層筋膜可能會緊繃、沾黏、缺氧、失養、感染、免疫反應。法國的骨病科醫師 Jean-Pierre Barral 發展的「內臟筋膜鬆動術」，在近年來物理治療界頗受歡迎，重點便在探討內臟筋膜和骨骼肌肉疼痛的關係。

5. 疤痕影響間質訊息溝通：2018 年 3 月《自然》科學期刊發表發現新器官－間質，存在於真皮、整個消化系統、膀胱、氣管、血管、淋巴；間質有規律地收縮，充滿水分，與細胞物質傳遞、癌症轉移、免疫調控有關。Tom Myers 把間質稱之為「筋膜的筋膜」，更進一步認為它從 DNA 透過微管連接到細胞核膜、細胞膜，透過細胞膜間蛋白到醣盞，連結到間質，最後再與巨觀的筋膜結構呈現。疤痕無疑對間質產生破壞，影響訊息傳遞。臨床上我也發現，許多自體免疫疾病或久病不癒的人，身上都有各種奇怪的疤痕！

6. 阻斷「氣」的流動：中醫裡也認為疤痕打斷了「氣」的流動，尤其是如果剛好疤痕發生在經絡、穴道上。許多重要的穴道其實都是重要的神經分支、筋膜交叉處，想當然爾會影響深遠。我自己遇過比較特別的，就是曾經有一位「網球肘」的病人，好幾年了怎麼都治不好，也幫他打了好幾次增生療法；發現他腿上曾經車禍受傷有個疤痕，治療後竟然好了！我日後發現他的疤痕，與「遠絡療法」（*一種利用中醫理論找出反射點的療法*）的治療位置不謀而合（*或許正因疤痕擋著，才讓他的肩痛一直好不了？*），我才相信人體有許多尚未解的連結，或許老祖宗的智慧早已窺知。

7. 疤痕是重大的干擾場（interference field）：「神經療法」（neural therapy）可以說是治療疤痕最有名的療法之一，德國醫師 Dr. Huneke 在治療一位肩痛女性病人時，病人發現她腿上骨髓炎傷

口癢癢的，肩痛症狀竟然在注射腿上傷口後立即解除，他稱之為「閃電反應」（lightning reaction, Sekundenphänomen）。他使用的藥物是 procaine（一種局部麻醉藥），並稱之為「百藥之王」。我自己曾經有過類似的經驗，一位男性病人肩痛且抬不高，做過各種治療都無法改善，最後我只好檢視他是否有疤痕，結過發現腳踝在多年前因受傷有個疤痕，打了「神經療法」後，肩痛竟然瞬間好了，且手臂瞬間抬起！照他們的做法，基本上所有疤痕都要治療。此外，齒毒、生殖系統的發炎也可能是很強的干擾場，影響身體的修復能力，讓病痛一直不會好；男生有過前列腺炎、副睪炎，女生有子宮肌瘤、巧克力囊腫，疼痛好得也比較慢。

8. **影響神經肌肉控制**（neuromuscular control）：汪作良醫師解讀到「神經肌肉控制就是小腦與肌肉間的對話。」影響身體的功能性穩定，我們學走路、騎車、游泳、舞蹈，都是小腦在學習神經肌肉控制的過程。David Weinstock 的「神經動能療法」（NeuroKinetic Therapy®）對神經肌肉控制探討邏輯清晰，從 level 1 就開始提到疤痕對神經肌肉控制的影響。

怎麼影響呢？舉例來說，「芒刺在背」都可能讓我們十分不自在了，更何況要是背上有個大疤痕？纖細的皮膚上有任何異物，都會覺得那裡怪怪的，例如，手臂上的疫苗疤痕可能讓你抬手動作使不上勁，進而影響走路。

腹部疤痕可能抑制核心肌群，多少腰痛，我都是治療剖腹產疤痕、闌尾切除疤痕、大腸癌切除後的疤痕後，獲得改善；甚至遇過嬰兒時期因腸套疊而手術的疤痕，造成左肩動作失能、呼吸障礙的個案；甲狀腺手術的疤痕造成類似頸椎壓迫症狀的個案。曾有一篇談到剖腹產疤痕的文章在網路上瘋傳，主要談的就是剖腹產疤痕會

切斷腹部到恥骨、髂腰肌筋膜的連結，下腹部感覺異常或無法收縮，影響腹內壓的穩定，常造成腰痛、雙側髖關節或膝痛。

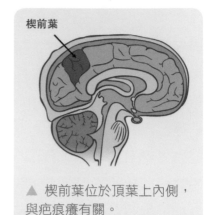

楔前葉

▲ 楔前葉位於頂葉上內側，與疤痕癢有關。

9. 疤痕癢是皮膚的幻肢痛，是腦的問題：疤痕癢非常棘手，跟痛覺一樣藉由 C 纖維神經，通過脊髓丘腦束，傳到大腦眾多區域（前額葉皮質、感覺動作皮質、動作前皮質、頂葉、楔前葉、扣帶迴、基底核…）癢的中樞化一旦被啟動，這些發炎物質（尤其是組織胺），很難被壓下來，雖然可能和痛覺一樣有下行抑制的調控，但機制尚不明。也就是說，疤痕癢表示腦已經出問題了，嚴重影響生理、心理，疼痛及相關身體症狀，也更難好。

10. 疤痕透過脊髓反射到臟器、關節、肌肉：特定的皮膚、肌肉、關節、內臟的神經，最後走到脊髓時，匯集到同一個點！你可以想像，疤痕刺激脊髓的地方，可以透過反射讓你感知到肌肉、關節、內臟，這也是神經療法的基本理論之一：打在皮膚上就可以治療其他部位。

11. 疤痕鎖住了情緒記憶：我在西雅圖上 Klinghardt 自律反應測試（ART）課程時，有了最奇妙的體驗。講師用「綠色雷射光＋procaine」幫我照疤痕時，我一陣又麻又電的感覺從手上傳到大腦，然後傳到腳底。接著我全身開始發抖！爾後開始一連串情緒性的釋放，講師費了九牛二虎之力才幫我走完全程。

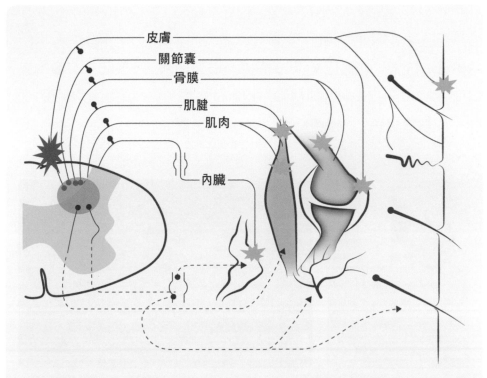

皮膚
關節囊
骨膜
肌腱
肌肉
內臟

▲ 神經療法的基本理論：特定的皮膚點，和許多構造匯集到脊髓的同一區域。

◎ 怎麼診斷、治療疤痕？

疤痕可能有問題的徵兆：

1. 基本上，只要你主觀覺得這個疤痕癢癢的、痛痛的，或任何狀況下會造成你不舒服，都是「有問題的疤痕」。

2. 紅紅的，壓下去會反白。表示該疤痕有不正常的血流供應或神經發炎。喝酒會變紅，也是一樣的道理。

3. 診斷方法很多種，我自己最常運用「神經動能療法」或「自律反應測試」判斷一個疤痕是否有問題。但最好的診斷法，就是「治療性診斷」，也就是用手法或神經療法處理，看症狀是否改善。

我自己左腳大拇趾的疤痕，也在 level 3 的「神經動能療法」中發現抑制我的股四頭肌，下圖可以看到原本的疤痕與超音波下看到的影像。打完「神經療法」後的疤痕，鼓鼓漲漲的，摸起來有麻木感，實測後發現，已減少對神經肌肉控制的影響。另外使用針灸中的「圍刺」或稱「揚刺」，也可以減少疤痕的影響。

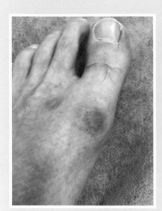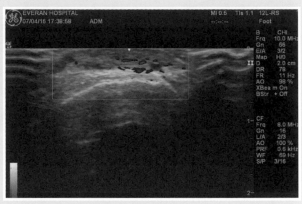

▲ 實際的疤痕與超音波下的疤痕，可見肥厚的軟組織，常見血流及神經增加。

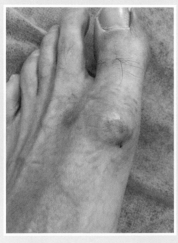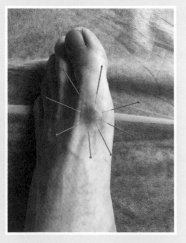

▲ 左圖：打完「神經療法」後的疤痕。右圖：疤痕的「圍刺」或稱「揚刺」。（感謝長安醫院 中醫科 鄭鴻強醫師的針灸治療）

◎ 疤痕的治療方式

1. **會癢的疤痕**：勿吃「茄科植物」（nightshade），如番茄、茄子、馬鈴薯，有研究發現「茄鹼」會誘發疤痕癢，去除「茄科植物」後搔癢症狀大幅改善。利多卡因貼布（一天 12 小時、至少兩週）、局部塗抹杜西平乳膏，也有幫助。

2. **疤痕按摩**：治療師有些徒手治療手法可以幫助減少疤痕沾黏，務必諮詢你的治療師。一方面反射性效果，放鬆肌肉、減緩疼痛、安撫情緒；另一方面機械性效果，幫助淋巴靜脈回流、筋膜滑動。

3. **「鎂油」等局部塗抹療法**：Dr. Dooley 推薦「鎂油」，可以放鬆疤痕附近的筋膜。也有人使用維生素 E、蜂蜜、蠟菊、金盞花、洋蔥萃取物、雷公根等。

4. **「神經療法」等注射治療**：德國 Huneke 醫師的神經療法對於頑強的疤痕可以說是必要的治療手段。此外，也有人加入類固醇、5-FU、bleomycin、維生素 A、PRP、細胞製劑、臭氧。疤痕充滿結締組織和血管分佈，缺氧在病態疤痕中可能扮演重要角色。

5. **針灸**：如左頁所述的圍刺、揚刺。「應用肌動學」中提到「創傷回憶療法 IRT」，也時常搭配針灸處理疤痕。

6. **雷射**：許多研究顯示雷射對疤痕的紅、痛、癢有幫助。有專門處理干擾場的 LaserCam。

7. **頻率共振微電流治療 FSM**：發明人 Dr. Carolyn McMakin 曾在燒燙傷中心工作過，對於疤痕有良好成效，2018 年 5 月來台演講時表示特定頻率微電流可以與疤痕共振，打破鍵結、斷開鎖鏈！世界最著名醫療機構之一，美國克里夫蘭醫學中心也公開使用它來治療

許多疑難雜症。

◎ 疤痕治療常見迷思

迷思 1：我這疤痕很久了！怎麼可能還會有影響。

答：當我測出病人疤痕的影響時，病人最直接的反應是「可是這疤痕很久了！」

十年、二十年、三十年的疤痕，甚至打娘胎出生的疤痕→肚臍、疫苗的疤痕，都有可能造成影響。就像帶狀皰疹（皮蛇）、顏面神經麻痺，也是好久以前的病毒感染，等你免疫力弱的時候它才出擊，「疤痕的影響」就像潛伏的豹一樣，一直蠢蠢欲動，一直累積這些神經發炎物質，等待你再度受傷才敏感化。唯一你可以證明無關的方式，就是治療後疼痛依舊無法改善。

迷思 2：疤痕會不會形成影響跟開刀技術有關？

答：無關。每次跟病人講「這個疤痕對你造成影響。」病人或家屬就接著問「是不是當初沒開好？」請回顧我上述造成影響的原因，有哪一點跟開得好不好有關？我再講明白一點，就是開得再好，**手術刀一下去，就會切斷皮膚、筋膜、各種組織，造成上述的影響，跟開得好不好無關！**手術對人體本來就是大事，要完全不造成影響幾乎不可能！這也是為什麼「手術應為最後訴求」（急症除外）。這可是當初救您一命的刀，醫師也是兩害相權取其輕，盡可能將傷害減少，疤痕造成的影響，只好後續再慢慢處理，將影響降到最低。**若要已經排定手術，要減少疤痕造成的影響，可以術前後補充雷公根**（雷公根茶也可以，連喝三個月，預防沾黏）、**順勢療法（Arnica, Thio 等）、靜脈營養等。**

壓垮邊緣系統當然不會好！——

焦慮、緊張、憂鬱、壓力竟與疼痛有關！談醫師最害怕的「黃旗指標」病人

◎ 位於最高位階的「邊緣系統」被壓垮了，疼痛怎麼都不會好

疼痛會受到我們過往經驗的調控，而「邊緣系統」存在於腦的深處，是與我們的情緒、恐懼息息相關，是個演化上非常原始的大腦，所以又被稱為「蜥蜴腦」，心理神經內分泌（psychoneuroendocrine）在許多研究也已視為一體，表示我們的心理和生理唇齒相依。

慢性下背痛建議的第一線治療（超多研究證實有效）的治療只有四個，其中一個很特別的，就是認知行為治療！其他的，如運動治療、衛教，或許還有醫師跟你提過，可是有醫師跟你提到認知行為治療嗎？

認知行為治療的療效奇佳，甚至日本 NHK 節目「老師沒教的事」也以「用腦克服疼痛！慢性痛治療革命」為題（2018 年 5 月 9 日播出）大幅介紹，研究發現慢

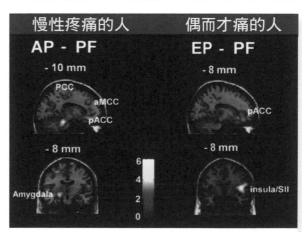

▲ 神經影像研究發現，明明同樣有膝退化性關節炎的病人，慢性疼痛的人杏仁核（邊緣系統的一部分）被活化，偶爾痛的人卻沒有。這些部位與情緒和恐懼有關。

性痛的人大腦發生變化，例如杏仁核、視丘變得敏感，認知行為治療能活化伏隔核（nucleus accumbens），安撫杏仁核，緩和疼痛。

慢性疼痛甚至會改變大腦的結構和基因表現，會加重疼痛敏感度、產生異痛覺、自發性疼痛。很多人問：「為什麼我的痛不會好？還在發炎嗎？組織長好了嗎？要不要再照張 X 光？」殊不知慢性疼痛已經和結構無關，問題出在大腦！

◎ 大腦是高明的詐欺師

請看下圖的棋盤格，A、B 何者顏色較深？

其實兩者是一樣的，但我們的認知卻因外在環境改變。疼痛又何嘗不是這樣？會隨著我們的經驗、情緒、外在環境產生變化。但其實最大的問題是，我們常不知道疼痛已經被大腦修飾過了，被改變過了（增強或減弱），且固執地認為我的大腦認知沒有問題，但大腦卻一直以為疼痛的傷一直在那裡，而做出各種不可思議的行為！（只要你是慢性疼痛，你的大腦絕對有問題！）

Adelson 棋盤格錯覺

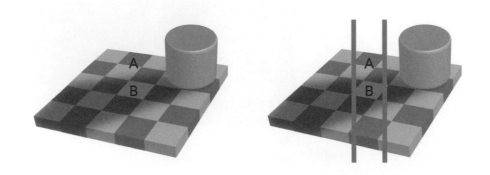

▲ A、B兩格灰階程度相同，但我們的認知卻因外在環境不同。

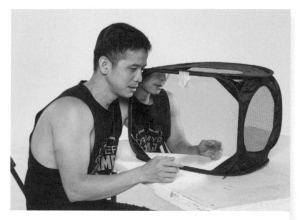
▲ 鏡像治療：對幻肢痛、腦中風或手術後的複雜性局部疼痛症候群非常有幫助。

應用大腦認知的治療方式最有名就是鏡像治療（mirror therapy），對幻肢痛、腦中風或手術後的複雜性局部疼痛症候群非常有幫助。當然它還涉及鏡像神經元的活化，在職能治療界應用繁多。

大腦影響我們的身體是如此地深刻，很早就有醫師發現有心理精神壓力的病人治療效果不佳，因此要特別留心，稱為「黃旗指標」，包括憂鬱、疼痛災難化（什麼都往最差的方向想）、反芻性思考（覺得自己的病一定不會好，一直想病情惡化會怎樣，害怕疼痛）、恐懼逃避信念，不但造成疼痛慢性化、疼痛加重、看病次數增加，這些心理因素影響程度，甚至比許多生理因素（如肌力、活動度）還大！不只腰痛，連肩痛都和黃旗指標、動作恐懼症（kinesiophobia）有關。

因此，美國、荷蘭等更多的國家，都建議及早評估「黃旗指標」，包括情緒、行為、認知；加拿大和紐西蘭的下背痛治療指引，甚至明確指導醫師如何評估「黃旗指標」，且如何處置。

言語是大有力量的：溫良的舌，是生命樹；乖謬的嘴，使人心碎。（箴言 15：4）如果利用言語的力量，還跟輕症腰痛病人講說，你這個不開刀之後會癱瘓…等於是引導病人「災難化」他的疾病，誘發出病人的「黃旗」，我想對病情是沒有幫助的。醫師的話語力量太大，因此我期許自己能夠盡我所知告訴病人，在適當的時空下

給予適當的建議，不誇大其詞。

◎ 曾經發生的事不可能忘記，只是想不起來而已

曾經有病人跟我說他壓力大時，就會發病！但當我介紹給他情緒釋放技巧（EFT tapping）時，他卻說：「我又沒有情緒問題！為什麼要做這個？」（他都親口說他的症狀和情緒有關了。）

可見人們對情緒治療的抗拒是非常強的！

還記得「壓力桶」嗎？情緒性穩定絕對是重要的一環，但主流醫學一直漠視它的存在。我們緊張時斜方肌、顳顎關節會緊繃，更嚴重的可能胃潰瘍；古人說柔腸寸斷，悲傷的情緒會累積在腸道。有正統的心理諮商學派，但也有許多治療學派會用身體結構來治療情緒，如眼睛動作來治療情緒的「眼動減敏與歷程更新 EMDR」、認為體內微生物會間接調控情緒的「微生物能量學 Microbioenergetics」。

顱薦椎療法中更提到能量囊（energy cyst），舉例來說，你和另一半吵架後從樓梯上摔下來，和不小心滑倒從樓梯上摔下來，前者的負面情緒可能比較容易在你的尾椎形成能量囊。這樣聽起來有點玄，我的解釋是前者同時有結構壓力、情緒壓力，一下子就衝破你的「壓力桶」了。

壓力、創傷與許多慢性疼痛有關，如離婚、家庭衝突、身體虐待、性侵等，發生偏頭痛、骨盆痛、腸躁症、纖維肌痛症的比例都比較高。受到職場霸凌的人，誘發纖維肌痛症的比例也高達四倍。

1988 年 Lipowski 醫師定義身體化（somatization）為「會去體驗、溝通、尋求醫療照護的身體症狀，與病理發現不成比例」，關鍵是

這類病人不願意承認（或根本無法察覺）自己有情緒的問題，而用這樣另類的方式去呈現，所以跟他們談情緒問題、心理諮商、轉介身心科是困難的，因為基本上**他們就是抗拒展現情緒才會身體化**。

露易絲·賀是自我療癒界響叮噹的人物，她整理出許多身體與情緒的關係，例如頸痛和膝痛可能都與「固執、缺乏彈性」有關、腰痛多與「對金錢的恐懼」有關等。**綜觀她的書，會發現多數症狀和愛、安全感、原諒有關，可以解釋為什麼夏威夷療法（Ho'oponopono）使用我愛你、對不起、請原諒我、謝謝你四句話來療癒許多當地人。**

跟情緒相關的治療繁多，我只提荊宇元醫師推薦我上的其中兩個：PSYCH-K®、情緒密碼。

《信念的力量：新生物學給我們的啟示》作者 Bruce Lipton 博士著名的一句話**「你的信念控制你的生理」**。日本人也說「言靈」，表示言語裡藏有靈，深具左右人的能力。如果看過《分裂》這部電影的話，會更有感覺，劇中人轉變到男女老少不同人時，不只口吻、行為舉止，連各種生理現象隨之變化。書中對於「你的信念如何影響你的身體、行為、細胞」，解釋更詳細。

PSYCH-K® 便是針對信念和潛意識的療法。我一年多的腰痛就是 PSYCH-K® 治好的。上課時，做完「我接納並放下車禍對我的影響」這個目標陳述句後，左側的腰方肌放鬆了，骨盆也唰的一聲自己歸正！我自己也無法解釋，或許當時車禍在左側，隱隱約約我的潛意識讓我不願意面對左邊吧？

《神隱少女》有一句台詞：「曾經發生的事不可能忘記，只是想不起來而已」。在陳威廷老師的「情緒密碼」課程中，我學到的是：

我們人生中發生過的事，都會被我們的身體記憶起來。我上的許多課程都有提到腦中的「島葉」，位於額葉、顳葉之間，似乎和身體情緒有關。你以為可以靠修行克服情緒難關，殊不知受困情緒可能以你不知道的方式，被壓抑在某個器官裡，蠢蠢欲動。

◎ 人生轉捩點：「就在那瞬間，我的人生結束了。」

電影《令人討厭的松子的一生》中這句台詞數度出現。

許多久病不癒的人生命中都有一個時刻，之後完全改變了！「我的人生在那天就毀了！」這在順勢醫學中稱為自此不癒或人生轉捩點（Never Well Since, NWS）。

很多病人都可以直接講出一個他自從某個事件後就萬劫不復。有時候這個事件可能真的造成身體巨觀上的變化，而再也無法恢復。但有時候這個事件客觀上沒有這麼大的影響力，但微觀或主觀上對病人卻影響了一生一世，事情明明已經過去了，病人還是走不出來。

首先要看他自不自知，跟其他許多身體化疾病一樣，基本上就是因為不願意面對自己的情緒才出現身體症狀的，當然結構、化學的部分也必須同時解決。因為在某些課程中一些專家提到這些奇奇怪怪的症狀，和受傷後黴菌或反轉錄病毒被啟動，影響免疫、消化、神經荷爾蒙有關。如果不願意面對的話，一些順勢療法、頻率療法、花精純露、情緒密碼、色彩療法等會有幫助。

病人最大的問題是逃避和原諒。關於逃避，會鑽研自己的病痛，找了一點醫學資料，看遍群醫，很多時候這是為了合理化、證明自己是對的。面對這種現象，醫者應該要把他拉出來，或用「治療性診斷」、「洋蔥式治療」的方式讓他認識各個層面佔的比例有多少，

最終勇於面對自己。關於原諒，我最喜歡的是《觀音之愛》一書的陳述句：「（對方名字）過去累世，如果你曾經傷害過我，造成我身體或心理上的痛苦，我選擇寬恕你。（對方名字）過去累世，如果我曾經傷害過你，造成你身體或心理上的痛苦，我請求你的寬恕。」把你假想的對象抓到鏡子前，每天這樣念一百遍，你有會有驚人的效果。之後再加上愛、感謝、安全相關的陳述句。

身為第三空間的生物，過去發生的事情無法改變，只能運用認知行為療法、情緒釋放、及各式身心靈療法適時介入，用更高層次的靈改變對這事件的認知態度（這是可以選擇的）。更重要的是，要跳出自憐的「受害者模式」。

如果你也是專業人士，你就知道眉眉角角非常多，多到不足對外人道。我曾經對自己人生的意義感到徬徨，上了成長課程（統域優勢領導工作坊），深深感受到專業能提高效能。

如果問你一生汲汲營營、忙忙碌碌，所為何事？很多人追求事業、財富、愛情、健康等，但再追問追求這些的目的是什麼？多數會回答：幸福感。

奇妙的就是我們一生花那麼多時間追求物質上的東西，最後想要的其實只是一種「感覺」，無論是幸福、快樂、愛。那為什麼要透過別的東西，而不能直接找幸福、快樂、愛？

這些人生課題，需要有效的方法協助；自己去思索，可能要數十年才會體會得到，課程中幾天內傳授給我，感受到極大的震撼！其他治療也是如此，你以為徒手治療就是壓一壓、跑步就是跑步、訓練核心就是仰臥起坐、增生療法就是痛點打一針，錯錯錯！受過專業訓練的人，絕對和你想的不一樣！所以我要鼓勵有人生課題的

人不要怕，就冒險一次吧！接受專業人士的幫忙吧！

◎ 社交關係也和發炎基因有關？

如果你也開始相信情緒會影響生理的話，不妨猜猜「對人親切、助人為善」、「做讓自己開心的事」、「做對社會有益的事」，三者中哪個消炎效果最強？

答案是第一個。

功能醫學會從睡眠和放鬆、運動、營養、舒壓、關係，來改善各種身體症狀。原因很簡單，「助人為快樂之本」，UCLA 的研究發現同樣是快樂，助人為樂（eudaimonic well-being）和自己爽（hedonic well-being）竟然效果不同，享樂主義獲得的快樂則是相反的作用，和孤獨一樣，會開啟發炎基因的開關；對人親切、助人獲得的快樂竟然可以關上發炎的基因，讓身體消炎；甚至可以抵消孤獨帶來的負面影響。

有一次明明是約診，我已經看了他近一個小時，病人竟然說「要不是這裡離我家近，我才不想來」、「不是應該要教運動、吃什麼嗎？怎麼都沒有」，還有一次在台中診間我懷疑一位病人有風濕免疫疾病，抽血請他一週後回診，指數很高，一切符合醫療常規，他竟然說我們醫院沒有立刻打電話通知他是「草菅人命」？！從那一刻開始，我已經知道這些病人身上發炎基因很活躍，要痊癒大概很難。殊不知待人和善，是消炎的法寶之一。這時，我也需要花更多時間和愛，來讓對方感受到溫暖，把愛傳出去。

Part 5
到底要不要開刀？

那些狀況一定要開刀？——

什麼是「紅旗指標」

◎ 紅旗指標：排除癌症、感染、馬尾症候群、骨折

講完黃旗指標，來講講「紅旗指標」吧！腰痛一向是醫學最愛研究的，而其紅旗指標指的便是癌症、感染、急症（馬尾症候群、骨折等需要立即手術的狀況）。

這對醫師來說，是至關重要的，因為這和之後的處置極為相關。

紅旗指標	排除疾病	注意事項
外傷、類固醇使用、骨質疏鬆病史	骨折	嚴重外傷當然會馬上送急診檢查，但長期使用類固醇會擔心感染、影響骨質密度；骨質疏鬆一旦跌倒、外傷，容易脊椎壓迫性骨折。
神經症狀	馬尾症候群	馬尾是脊髓末端的神經束，壓迫到會陰感覺異常、尿失禁、尿滯留、下肢無力，屬於急症，須馬上開刀。
發燒、靜脈藥物濫用、類固醇使用	感染	脊椎感染麻煩在於症狀有時並不明顯，有所謂「50 規則」：50% 年齡 > 50 歲、50% 發燒、50% 白血球值正常、50% 來自泌尿道，50% 是金黃色葡萄球菌、50% 在腰椎、50% 症狀超過三個月
不明原因體重減輕、年齡 > 50 歲、癌症病史	癌症	有癌病史、症狀持續超過一個月都未改善、年齡 > 50 歲才出現新的疼痛（以前就痛過，復發不算）；躺床休息便不痛、ESR<20，可排除診斷。

◎ 何時建議照電腦斷層或磁振造影？

急性下背痛不建議影像檢查，除非有紅旗指標、急性外傷。

腰痛什麼時候才會建議照電腦斷層或磁振造影呢？

1. 急症（馬尾症候群、感染、骨折合併神經症狀、腫瘤）。
2. 超過 4～6 週神經根症狀，毫無緩解，且考慮手術。
3. 數月以上的神經性跛行（走路走走停停），且考慮手術。

　　不必要的影像檢查，大幅增加不必要的手術，所以 Deyo 在《新英格蘭醫學雜誌》疾呼：「我希望我的研究很有影響力，因為醫師們太常常規使用磁振造影來診斷下背痛。但這影像檢查的濫用，問題比醫師和病人想像得嚴重，因為被影像誤導的機會是很高的。」

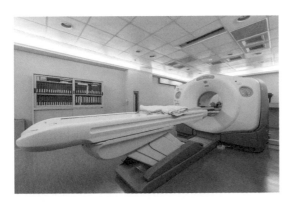

▲ 磁振造影：沒有輻射，但價格較高、時間較長，刺激人體的水分子產生磁場訊號，轉成影像。
（特別感謝「長安醫院」提供照片）

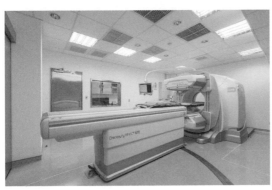

▲ 電腦斷層：快速、方便的影像檢查，具有輻射性。
（特別感謝「長安醫院」提供照片）

「手術應為最後訴求」——

你知道嗎？多數肌肉骨骼疾病何時開刀，不是醫師決定，是你決定！

◎ 唯一醫師決定：急症和你的「神經症狀」！

「醫師，我這樣要不要開刀？」可以說是臨床上最常見的問題。

肌肉骨骼疾病何時開刀，「神經症狀」大概是唯一醫師可以幫你決定的關鍵，也是紅旗指標的其中一項。車禍等緊急狀況、腫瘤、馬尾症候群等急症，當然需要緊急手術處理，所以我這裡的主要講的是比較慢性、逐漸產生的神經症狀。

神經根壓迫的麻痛愈來愈嚴重、麻痛往身體遠端走（周邊化）、開始有肌肉無力、上神經元症狀（反射變強，尤其是醫師會刮你腳底板，看看大拇趾會不會比讚）、馬尾症候群症狀（大小便失禁、會陰感覺異常，須馬上開刀）。

◎ 根據你的「疼痛」決定！

超過 4 ～ 6 週神經根症狀，毫無緩解，或數個月的神經性跛行，痛到難以行走，這些嚴重的疼痛症狀，無法忍受，影響生活功能，也都是手術的適應症。

保守治療無效是各種肌肉骨骼疾病常見的適應症，多數外科醫師也會在病歷上記載「病人因為保守治療無效，所以開刀」。可是其中有個弔詭之處，就是「怎樣算保守治療無效？」

拉拉脖子、做做腰椎牽引、電療、熱敷，就算保守治療無效嗎？

其實根據醫學實證，牽引治療療效本來就是受到質疑的。

　　腰痛最有效的保守治療是運動治療、認知行為療法，你試過了嗎？其他還有各種徒手治療、針灸、注射療法，你試過了嗎？都沒試過，只試了一個本來就被認為不怎麼有效的治療，怎麼能說保守治療無效呢？因此在歐美部分保險，沒做過上述這些被視為有效的保守治療，是不給付手術的。

◎ 根據你的「需求」、「功能」決定！

　　一位年輕男性病人，因打籃球膝蓋受傷，第一次來我診間時抽出了五十餘毫升的血水！做了磁振造影發現是「前十字韌帶全層斷裂」，治療數次後，病人毫無症狀了，即使回到球場也已無大礙。我以為他沒事了，從此開開心心過生活，沒想到數個月後，竟因為重建手術後回來復健！

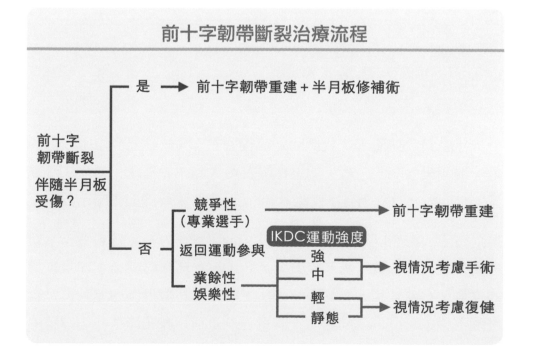

前十字韌帶斷裂治療流程

前十字韌帶斷裂伴隨半月板受傷？
是 → 前十字韌帶重建＋半月板修補術
否 → 返回運動參與
　　競爭性（專業選手）→ 前十字韌帶重建
　　業餘性娛樂性 → IKDC運動強度
　　　強／中 → 視情況考慮手術
　　　輕／靜態 → 視情況考慮復健

前十字韌帶撕裂傷，治療流程可以參考此圖，這是在台灣運動醫學醫學會的課程中，高雄醫學大學的骨科部運動醫學科主任—周伯禧醫師的演講所提到的。

圖看起來很複雜，簡單來講什麼時候要開刀「前十字韌帶重建術」呢？

1. 如果伴隨有半月板軟骨受傷，且可以修復的話，才需要開刀。

2. 如果你有「高強度運動」的需求，才需要開刀。

成人的急性「前十字韌帶損傷」，手術或只做復健，追蹤兩年、5 年後觀察，兩組沒什麼差異。所以一般來說，前十字韌帶損傷是復健優先，因為三週內手術容易關節纖維化，建議等到消腫、關節角度較大，再來考慮手術。

何時需要開刀（手術適應症）？有以下四項考量：

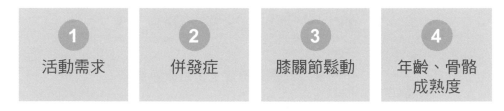

1	2	3	4
活動需求	併發症	膝關節鬆動	年齡、骨骼成熟度

什麼是活動需求？我們回到流程圖右下角，注意到 IKDC 指的是一種運動強度的分級，如果你沒有要 A 或 B（籃球、足球、滑雪等），只做 C 或 D（游泳、慢跑等）的話，也不需要開刀！暗示什麼？

暗示大家都以為前十字韌帶是 King（好多人一副聽到前十字韌帶斷裂就天崩地裂、世界毀滅似的…），一篇探討前十字韌帶爭議的文章便提到：和大眾的誤解相反，前十字韌帶損傷的運動員是有可能不手術而重返運動場的！其實它只是穩定膝關節眾多小螺絲的

其中之一啊！只要你其他螺絲夠緊，夠用、夠用！

如果你是需要高強度運動的運動員，的確比較需要每根螺絲都很緊，需要手術。但要注意前十字韌帶手術過的人，有些研究發現退化性關節炎機率增加，尤其是當初有內側半月板損傷者（也有研究發現，即使沒手術也增加）。但不管是否手術，積極復健都至關重要，能夠幫助早期恢復和預防肌肉萎縮。

我想要特別提「膝關節鬆動」這件事，因為這事關「穩定度」。因為增生療法的座右銘之一就是：「穩定是生存關鍵！」我看了好多份資料，也發現關鍵就是前十字韌帶損傷是否造成慢性不穩定。

增生療法核心的治療理念，就是藉由刺激肌腱韌帶的修復，來增加關節的穩定性。已經有研究發現「葡萄糖增生療法/PRP增生療法」對「前十字韌帶損傷」有幫助，可以改善穩定度，而且療效是長期的。

甚至有個案報告發現在「完全斷裂」的前十字韌帶，經由增生療法，在磁振造影上看到修復，配合運動訓練，未經手術便重返

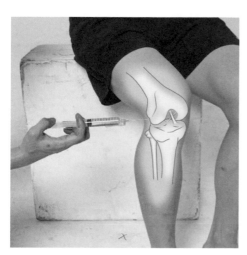

▲ 是否需要手術，應視是否為急症、神經症狀、疼痛度、功能、需求等，應與醫師討論，比較好處和可能的壞處後決定。若確定不需要開刀，在保守療法中，PRP增生療法是一個安全、積極、有效的選項。

球場。如果你需要一些鼓舞人心的例子，搜尋「沒有 ACL 的男人」（Athletes Without ACLs）整理了前十字韌帶部分或完全損傷的運動員。當然，不開刀也不是躺在那邊等它自己好，辛苦的復健過程是必須的。（開刀完也是要復健訓練。）

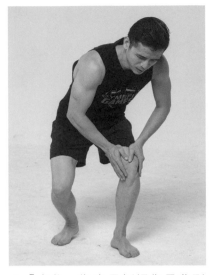

▲「卡住」為半月板損傷最典型的症狀，但半月板的問題，除非是運動創傷造成，否則一般不建議在第一時間關節鏡手術治療。

除了前十字韌帶，半月板切除術目前趨勢也是不要再開了！（除非你是車禍等創傷造成的）

我曾經有個學弟開了半月板手術後，膝蓋痛到無法彎曲、無法下樓梯，這在我們復健科的診間並不罕見。這現象多與開完關節鏡手術，膝蓋的脂肪墊發炎有關。

台灣早期很流行關節鏡進去「清一清」，《新英格蘭醫學雜誌》早在 2002 年對其療效就提出質疑，發現跟「假手術」比效果一樣；且改善疼痛效果不如物理治療，也發現半月板切除術對於退化性半月板損傷效果也不比假手術好。「卡住」的感覺是半月板損傷的典型症狀，原本認為這還是開刀的適應症，但後來研究發現，連這也不是了！所以現在只剩下嚴重的卡住，在年輕人急性創傷，才適合開半月板手術。

許多以前認為應該或一定要開的刀，現在都傾向以「功能、需求」為主，例如：旋轉袖肌腱撕裂傷、肩盂唇損傷、膝關節退化。甚至有些已被認為是不需要的手術，例如：腰椎融合手術。因此在

你開刀之前，還是多詢問「第二意見」。

在我接觸的外科醫師中，的確有比較「嗜刀」的，就是傾向開刀的醫師，絕對不是因為開刀才有錢賺，有些是他們真心地認為其他療法沒什麼用，開刀才能解決問題；有些是覺得遲早要開刀，晚開不如早開。

這樣的醫師通常生意很好，而且檢查也很敢開，愈愛開檢查的醫師通常病人也愈愛，愈多檢查就愈容易找出結構上的瑕疵，愈容易說服病人開刀，真是個良性循環呢！只有部分的外科醫師，認識到人體的複雜性，不是只有結構，有些人最大問題在於動作控制、化學或情緒；了解這塊，才不會總在開完後，覺得自己明明開得很好，為什麼病人還是痛？或是病人怎麼還是在診間抱怨？

手術絕對有存在必要，有些外科醫師比較愛惜羽毛，有把握的他才開；但自己的身體自己也要負起責任，多尋找資料瞭解自己的病情，最重要是影像和症狀是否有關聯性。

打聽醫師名聲時，不要只聽名氣或多少人排隊等候，聽到他那一兩個成功的案例，不如打聽他是否有那三四個不盡人意的案例，發生了什麼事？是可接受的副作用嗎？合理不合理？他怎麼處理？有沒有配合的復健科醫師或治療師，可以處理後續的問題？還是是「射後不理」的醫師？

另一個可供參考的指標，就是他們自己醫院診所的人如果生病時，會找誰？我曾聽聞一個南部大排長龍的診所，內部員工生病都跑到對面的趣聞。不過這種內部消息，外人有時很難探聽就是了。

為什麼開完刀還是痛？——

談「腰椎手術後失敗症候群」和「術後疼痛」

◎ 「我很遺憾你還在痛，但是 X 光看起來沒有問題。」——談「腰椎手術後失敗症候群」

2017 年中熱門的新聞，昔日高球巨星老虎伍茲 3 年內第 4 次腰部手術了！已經可以想見未來幾年只要提到「腰椎手術後失敗症候群（Failed Back Surgery Syndrome, FBSS）」就會提到老虎伍茲當教材。這可以說是脊椎外科醫師最大的夢魘！

「腰椎手術後失敗症候群」很常見嗎？國際疼痛研究學會 (IASP) 定義「腰椎手術後失敗症候群」為：「腰椎不明原因疼痛，手術後依舊持續存在，或手術後在同一位置又復發。」

一篇談論到「腰椎手術後失敗症候群」的極佳文章，裡面提到幾個數據：

1. 「腰椎手術後失敗症候群」發生率：2 ～ 4 成！

2. 腰椎椎間盤切除術，術後 2 年復發率 5 ～ 36%。

3. 一個前瞻性研究發現，腰椎退化造成脊椎狹窄的 260 位病人中，三成術後疼痛未改善，或甚至更痛！

◎ 為什麼會有「腰椎手術後失敗症候群」？

發生率 2 ～ 4 成，算頗高吧？因為造成腰痛（下背痛）的原因

千變萬化！注意到 IASP 用了不明原因四個字，表示絕大部分是找不出原因的，只能一個一個慢慢解套，一個一個排除。所以跟您的醫師一定要有耐心地配合，一直換醫師的話，有可能陷入不斷治療同樣部位的漩渦。

「腰椎手術後失敗症候群」可能原因分成「術前因素」、「術後因素」：

術前因素	診斷、抽煙、肥胖、訴訟、術前精神障礙（憂鬱、焦慮）。
術後因素	退化加劇（新發生的壓迫、突出等，尤其是鄰近節病變）、生物力學結構的改變（關節僵硬、肌肉僵硬等）、薦髂關節、椎間盤、小面關節、軟組織問題（如肌肉、筋膜）、硬脊膜和蜘蛛膜的沾黏等原因所造成。

請永遠記得：一，下背痛 85% 是找不出原因的，非特異性。二，影像在下背痛不見得有意義，必須和臨床結合（它只是用來排除嚴重疾病），所以當你拿著你的影像給十位醫師看的時候，每位醫師的解讀不同，從「要手術好幾節」到「做復健就好」的建議都有，是極有可能發生的。

術前因素，講白了就是「過度診斷」，該位醫師鐵口直斷你的痛就是這個骨刺造成的、就是這個椎間盤壓迫造成的！結果事實證明不是。

在其他章節，我將更進一步的解釋。總之，腰痛的成因是「結構、化學、情緒」三者錯綜複雜的不穩定。你看慢性腰痛最有效的第一線治療竟有認知行為治療和運動治療，就知道情緒和動作控制佔的成分不容小覷。再看「糾結於影像診斷當然不會好」（詳見第 61 頁），就知道腰椎的影像很弔詭，有其偽陽性。

這裡講的絕非「手術無用論」，而是必須確認臨床相關性！另一個避免「腰椎手術後失敗症候群」的方式，就是「洋蔥式診斷/治療」，抽絲剝繭地找出你的問題，並逐步改善（見後續章節）。

術後因素，很多人以為開刀是一勞永逸，沒想清楚術後會發生什麼事，忘了各種可能的併發症：固定器移位、感染、沾黏；神經可能發炎、夾擊、纏繞，各種糾結讓你的腰或腳麻，可能慢慢褪去，可能不會；支持脊椎的韌帶和肌肉，被切斷、萎縮、無法自主收縮，幾乎難以回復原本的功能。

簡單的判斷到底是「術前或術後因素」的依據，就是「術後症狀是否至少暫時緩解」。從邏輯上來看，如果症狀曾暫時緩解，表示開刀是有效的，後續的疼痛是術後因素；術後症狀跟之前完全一樣（或出現更多症狀），顯然是「診斷」出了問題！

◎ 如何避免「腰椎手術後失敗症候群」？

發生「腰椎手術後失敗症候群」最大的癥結不只是醫師的技術，而是「診斷」與「病人的選擇」！例如「薦髂關節痛」，佔慢性非特異性下背痛的 15 ～ 30%，卻也是一般醫師在診斷下背痛時，最容易忽略的病灶。

為什麼「薦髂關節痛」容易被忽略？因為不管是 X 光、電腦斷層、磁振造影，都難以診斷這個問題。反而是一些「理學檢查」測試最容易找出其問題。傳統的薦髂關節理學檢查，通常只能發現較嚴重或嚴重不穩定的病人；因此我比較推薦骨病學的理學檢查（看它怎麼旋轉、扭轉）、DonTigny 測試（看其功能），可以找出其失能，並作為徒手/運動治療的依歸。

「薦髂關節」上接脊椎，下接下肢，可以說是承先啟後，是個非常重要的部位，「肌肉骨骼超音波」可看出這個關節是否有韌帶異常的影像檢查；再配合剛提到的理學檢查，如果是太緊、錯位、動作控制問題，都可以透過徒手／運動治療，得到大幅改善或痊癒。若是損傷、太鬆、穩定性不足，則再生性注射療法值得一試；如果不確定，想要確診最好的方法是診斷性阻斷術（diagnostic block），也就是在薦髂關節打一點點麻藥，看是不是能夠讓疼痛大幅降低？如果是，Bingo! 我們可以說，你的痛就是「薦髂關節痛」！

這也是「洋蔥式診斷／治療」一例，如果治療薦髂關節好了五成，我們至少知道你的腰痛有一半來自薦髂關節，要是你選擇手術的話就錯過這一半了，因為手術一般不會處理到這部分。如果再做徒手治療、運動治療、儀器治療、認知行為療法等，把剩下那一半也改善了，豈不美事一樁？

◎ 如果真的發生「腰椎手術後失敗症候群」或其他「術後疼痛」，該怎麼辦？

要再開嗎？我相信這次你和你的醫師都會慎重考慮，因為二次手術成功率只剩三成（成功的定義僅是兩年內疼痛減輕至少一半）；一般認為再手術下去，成功率更低。

研究發現，腰椎融合術後 75% 的病人有薦髂關節退化！

經由診斷性阻斷術後發現：16 ～ 43% 的術後疼痛的的確確是從「薦髂關節」來的。所以這個部分我們可以嘗試處理。

但我必須老實說，「腰椎手術後失敗症候群」是最棘手的疼痛疾病之一，有時必須徒手、運動、注射、營養、認知行為，各種治

療多管齊下才可能看到一盞曙光。

　　我常有術後疼痛的病人轉介過來，老實說頗為棘手，病人必須非常配合且有耐心：一方面是手術後結構改變了，本來就不好處理（而病人可能又抱著過高的期待，其實疼痛能改善三五成就不錯了）；二來（可能是更重要的）是如何政治正確地處理病人和開刀醫師之間的關係。病人常會問「是不是沒開好？」「為什麼別人開完都沒事？」我不在當下評估，實在沒有立場置喙什麼。而且車禍、外傷手術後，和一般退化性關節炎、運動傷害的術後，治療效果也常常有很大的差別。

　　已有上百篇的研究證實，術後使用神經阻斷術有效降低疼痛（當然膝關節手術也不例外），甚至也有權威的 Cochrane 回顧研究：安全有效。不只膝關節手術，許多各式各樣的手術也有神經阻斷術有效降低疼痛的研究。

神經解套注射 = 神經阻斷術 ＋ 解套

　　世界的趨勢是從神經阻斷術已逐步邁向神經解套注射。裡面也可以加麻藥，所以本質上它就是一種神經阻斷術，它不但阻斷神經，更強調找出壓迫點，把它打通。若使用低濃度葡萄糖，超過 75% 的病人疼痛改善一半以上！

　　為什麼神經解套注射在治療疼痛上會取得極大的勝利呢？低濃度葡萄糖，安全是許多醫師喜歡的點。想把纏繞、嵌塞的地方打通，「量」很重要，動輒二三十西西以上才能衝開。在不想使用大量的類固醇或麻藥的情況下，使用低濃度葡萄糖無疑是極佳的選擇；不用擔心全身性副作用，也不用擔心不小心打到血管的話，麻藥可能會導致嚴重的後果。

Part 6
重啟超人的「修復力」！

什麼是「增生療法」？

◎ 什麼是增生療法？內容物是什麼？

增生療法的英文 Prolotherapy，由美國醫師 George S. Hackett 發成較完整的系統，取名來自拉丁文 proli-，「生長」的意思。簡單來說，增生療法是利用打「增生劑」（proliferant）到肌腱、韌帶等軟組織，以促進其修復的一種注射技術。所謂「增生劑」，是指配合增生療法能夠幫助人體自我修復的物質。

其內容物在美國增生療法六七十年的歷史，用過的可不少，隨著科技的推陳出新也一直在進化。一般可粗略分成「滲透壓衝擊物」、「刺激物」、「化學趨化劑」、「細胞製劑」四大類：

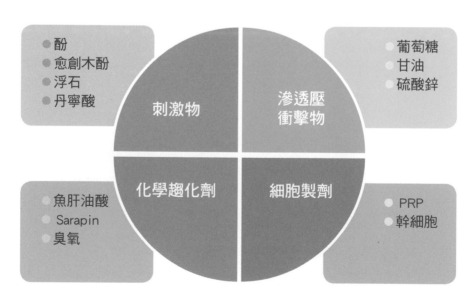

- 酚
- 愈創木酚
- 浮石
- 丹寧酸

刺激物

滲透壓衝擊物

- 葡萄糖
- 甘油
- 硫酸鋅

化學趨化劑

細胞製劑

- 魚肝油酸
- Sarapin
- 臭氧

- PRP
- 幹細胞

▲ 增生療法常用的「增生劑」可分成四大類。

這些內容物有時單獨使用，有時合併使用，例如早期 Cyriax 學派常合併使用酚、葡萄糖、甘油，稱之為 P2G 的「Ongley 試劑」；另外還有魚肝油酸（sodium morrhuate）提煉自鱈魚肝，sarapin 提煉自食肉植物，據說可以趨化免疫反應，吸引身體的生長因子前來，刺激修復。在美國，仍有部分醫師在使用。

─掃我看影片─

高濃度葡萄糖

增生療法的內容物來來去去，最廣為人知的就是葡萄糖（dextrose），也被美國 Hackett-Hemwall Foundation (HHF) 的前主席 Jeffery Patterson 醫師稱之為「增生療法中永遠的贏家」，原因很簡單：容易取得、安全、有效！

「高濃度葡萄糖」對人體細胞是一種刺激，能將細胞內容物「炸出來」，並引發局部的發炎反應，刺激修復。（可參考本人授權翻譯的影片：https://youtu.be/n0xXFYCCytA）

就像作戰時發出「召集令」，昭告天下這裡有問題，號招附近的部隊前來作戰。雖然它聽起好像再普通不過的東西，但也因為它「普通」（葡萄糖本來就是身體常見成分），溫和且容易被人體吸收，因而最被廣泛使用。

◎ PRP 也是一種增生療法！但謹記「診斷的重要性遠大於溶液」！

自體富血小板血漿（platelet-rich plasma, 以下簡稱 PRP）隨著 NBA、高爾夫球等各領域運動好手的使用，一時聲名大噪，尤其像退化性關節炎、肩膀旋轉袖肌腱損傷、網球肘、足底筋膜炎，目前已有相關醫學研究。

PRP 內含大量生長因子，就像直接派遣自己的「空降部隊」前來修復。然而，為什麼說 PRP 也是一種增生療法呢？原因很簡單，因為它們的原理、機轉一樣！儘管美國骨內科學會（AAOM）將 PRP 等生物製劑獨立出來，並將葡萄糖增生療法、PRP、臭氧增生療法等，統稱為「再生注射治療」（Regenerative Injection Therapy, RIT），但依照原始定義，PRP 沒什麼道理不是增生療法。

葡萄糖是打在受傷的肌腱、韌帶上，造成刺激與發炎反應，「間接」產生生長因子，使人體組織自我修復。PRP 是「直接」將生長因子打在受傷的地方，如同一開始所說，它只是其中一種「增生劑」，增生療法的一種選擇罷了。

所以用增生療法醫師的思維邏輯分析，不管是葡萄糖或 PRP，我們都必須做詳細的病史與理學檢查，甚至超音波檢查，找到受傷的肌腱韌帶等組織，再施打葡萄糖或 PRP。

例如下圖是一位年輕病人膝關節的內側半月板，可以看到其半月板有破裂、骨皮質不平整，利用超音波導引，將葡萄糖或 PRP 打到內側半月板內。

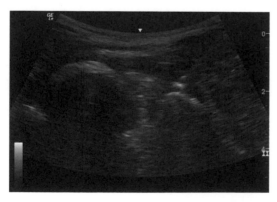

—掃我看影片—

超音波導引注射

▲ 超音波導引注射，將PRP注射到內側半月板內。（完整影片請參考：https://youtu.be/vbwFiTdNlYc）

◎ 增生療法是針對「結構性穩定」的絕佳治療！

身體追求穩定。一旦不穩定，身體會出現許多代價，例如肌肉緊繃、關節腫脹或關節內積水、骨刺生成，所以許多人有骨刺，卻沒有症狀，等到哪天身體撐不住了，才引發疼痛。

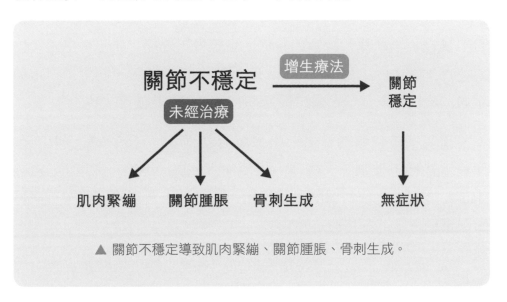

▲ 關節不穩定導致肌肉緊繃、關節腫脹、骨刺生成。

例如常見的膝蓋退化性關節炎，常有骨刺、關節腔變小、腫脹，都是關節不穩定的表現。膝蓋周圍的韌帶（關節最重要的穩定者）受傷，導致關節不穩定，使得身體用上述幾種方式代償。

不怕打針的人有福了！為了達成「生物張力整合結構」的穩定性，傳統的增生療法醫師像「焊工」，必須多點注射。

所以要怎麼解決不穩定導致代償呢？根本之道，就是恢復關節穩定性。提到穩定性，就不得不提到「生物張力整合結構」（biotensegrity）的概念。

提出「生物張力整合結構」理論的大師 Dr. Stephen Levine 在

2014 年獲得美國骨內科學會 AAOM 的終身成就獎，筆者也參與這位有卓越貢獻醫師的授獎盛會。他指出「骨頭是浮在軟組織中的」的概念，有別於以往認為骨骼是身體結構的主宰。也就是人體是由軟組織撐起的。

下肢和膝關節的「生物張力整合結構」，骨頭是火柴棒，周遭的「纜繩」（肌腱、韌帶）若有足夠張力，就能「穩定」主體，移動時也不鬆散。增生療法的目的就是強化這些肌腱、韌帶，達到動態的「機械性穩定」，關節穩定了，上述情形就獲得改善。

因為考慮整體的「生物張力整合結構」，必須多點注射，也就是這些穩定骨頭的「纜繩」都要強化，缺一不可。所以 Dr. Ross Hauser 才說增生療法醫師像「焊工」，必須修復每條「纜繩」把骨頭穩穩地抓牢，維持穩定性。

Dr. Rabago 是另一位將增生療法一舉推上第一級醫學實證的大師，他當初膝退化性關節炎成效極佳的研究，也是利用多點注射，才 3 ～ 5 次的療程，便讓增生療法的療效維持一年以上。

講個實際的例子吧！

不穩定導致失能，失能導致疼痛的例子隨處可見。除了膝蓋、脊椎，還有手腕的「遠端橈尺關節」常常有人會有「喀喀」的聲音，尤其有跌倒手撐地受傷（FOOSH 損傷）、三角纖維軟骨（TFCC）損傷的患者，固定遠端橈尺關節的韌帶受損，導致關節不穩定，喀喀作響，久而久之，附近的神經容易受到壓迫、發炎，使得腕關節疼痛、退化。

增生療法利用高濃度葡萄糖，在超音波導引下，注射到「遠端

橈尺關節」內，在上述案
例中，注射時關節內還
「冒泡泡」，表示內部損
傷嚴重。增生療法刺激人
體自我修復，強化肌腱韌
帶，改善關節穩定度，從
根本改善關節疼痛。

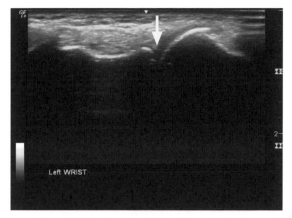

▲ 手腕「遠端橈尺關節不穩定」的影像，黃
箭頭可見關節內有些液體，超音波動態測試
可發現該關節極其不穩定。

◎ 增生療法不是實驗性治療！

身為「台灣增生療法醫學會」（Taiwan Association of Prolotherapy
and Regenerative Medicine, TAPRM）的副會長，我不乏被邀請演講
的經驗。但前一陣子竟然遇到一件奇妙的事：原本預定要去演講有
關增生療法，竟然對方過了幾天因「此療法療效未定論」而臨時變
卦。

我非常驚訝！所以決定談談有關增生療法目前的醫學實證。

我不知道以「證據不足」拒絕增生療法的醫師他的所做治療
是有多少證據？我在醫學搜尋引擎 PubMed 中輸入「玻尿酸、退
化性關節炎」（hyaluronic acid, osteoarthritis），玻尿酸在 1991 年
前只有 101 篇研究。而輸入「葡萄糖、退化性關節炎」（dextrose,
osteoarthritis），累積至今已有 417 篇研究，裡面不乏各種系統性回
顧，這還不包括治療腰痛等其他肌肉骨骼疾病。如果什麼療法你都
等到超級有證據或寫在教科書才肯願意做的話，很抱歉，你會成為

醫療的落後者。如果這個治療方式，風險很高或成本很高，當然另當別論，但我不知道受傷或鬆弛的韌帶，有一個安全有效方法可以讓它重新修復、強化，有什麼理由讓你卻步呢？

其實復健科的教科書已提到增生療法，Cyriax 學派中提到的「硬化劑」（sclerotherapy）正是增生療法的前身；甚至 Cyriax 的弟子 Dr. Milne Ongley 也出席 AAOM 年會（增生療法最重要研討會之一），一同分享經驗。

台北榮總已經辦過數次增生療法研討會，台北榮總與台中榮總都有過「增生療法特別門診」，且在 2016 年台灣復健醫學會的年會以及台灣疼痛醫學會也邀請許多增生療法醫師演講。增生療法在美國已經有 60 年以上的發展歷史，相關研究如雨後春筍。如果願意嘗試的話，會讓你的問號變成驚嘆號！

◎ 美國骨病學醫師已將「增生療法與疼痛治療」列為 24 項專科之一！

美國威斯康辛大學的 Dr. Dean Reeves 多次大聲疾呼：增生療法已非實驗性治療。除了已經有許多研究證實它有效，甚至「美國骨病醫學會」（American Osteopathic Association, AOA），已將它列為專科之一，也就是說，骨病學醫師實習時除了要 run 神經科、風濕免疫科，還要 run 一個科：「增生療法與疼痛治療科」（Prolotherapy and Pain Management）。傳統的醫科也以威斯康辛大學為首，其住院醫師必須學習增生療法。

最有名的研究，莫過於 Dr. David Rabago 第一級證據的醫學研究，針對膝退化性關節炎，採用的就是葡萄糖的「整合式增生療法」。最厲害的是它是一篇「三盲」測試，意指被施打者、施打者、

評估者，都不知道該病人打的是葡萄糖、生理食鹽水，還是只是在家運動（對，他還分了三組做比較）！結果，追蹤長達一年，發現葡萄糖增生療法這組，不管在疼痛、功能、僵硬，都比對照組有顯著改善。

◎ 「葡萄糖增生療法」的適應症

第一等級的醫學證據

1.**膝退化性關節炎**：顯著改善疼痛、無力、關節活動度。最近甚至發現「臭氧增生療法」，跟葡萄糖增生療法的效果不相上下。

2.**前十字韌帶鬆弛**：很多人以為前十字韌帶受傷一定要開刀，其實增生療法成功治療前十字韌帶損傷可以說是最早一戰成名的研究。甚至有完全斷裂，打了七次葡萄糖增生療法後，在核磁共振上看到韌帶已修復的個案報告！

3.**奧斯古德病、脛骨粗隆牽引骨垢炎**（Osgood-Schlatter disease）：國小國中生前膝痛常見的疾病，葡萄糖增生療法有 84% 的成功率完全除痛！

4.**薦髂關節痛**：研究疼痛降低一半以上，比打類固醇還有效。

5.**顳顎關節痛**：70% 病人，疼痛改善一半以上。

6.**拇指、手部退化性關節炎**：疼痛及彎曲角度都明顯改善。

7.**網球肘（外上髁痛）**：疼痛改善 91%，且無顯著副作用，連握力都有改善。也有證據顯示在超音波下，可觀察到肌腱修復。早在 2002 年就有兩篇大型的研究發現，網球肘打類固醇只有短期效果，長期來說比什麼事都沒做預後還糟！ JAMA 在 2013 年 165 人

的隨機盲目研究，也有同樣發現。甚至顯微鏡下還看到打過類固醇的肌腱有膠原蛋白失序、壞死，且網球肘只要打過類固醇，有 72% 的復發率！所以許多醫學期刊都大聲疾呼：網球肘不要再打類固醇了！甚至打全血或 PRP 效果都還比較好。

8. **肩關節旋轉袖肌腱損傷**：研究指出增生療法能夠改善疼痛、肌力、關節活動度，而且是刊登在復健科首屈一指的期刊。

第二等級的醫學證據

1 **慢性下背痛（腰痛）**
平均疼痛改善五至七成，搭配運動效果更好。

2 **阿基里斯肌腱炎**
改善疼痛、活動度，宜搭配離心運動。

3 **運動員鼠蹊部疼痛**
平均疼痛改善八成，三個月內重返球場

4 **足底筋膜炎**
葡萄糖或 PRP 增生療法都能顯著改善疼痛及功能，後者在初期效果更佳。

5 **肌筋膜疼痛症候群**
以往醫師都習慣在「激痛點」上打類固醇或麻藥，其實早在 1997 年就有研究發現打 5% 葡萄糖比麻藥有效，且效果更能持久。

這些疾病本來就是比較複雜,很多醫師視為「棘手」的疾病,牽涉到的筋膜群、神經肌肉控制很廣泛;以我的診療經驗,這五個疾病本來就是要配合評估、專業運動治療,才會有顯著改善。

新的醫學證據

我們最早去 Hackette-Hemwall Foundation (HHF) 時聽到 Dr. Dean Reeves 的研究,終於發表了:6 個第四期(最嚴重)的膝退化性關節炎,使用葡萄糖增生療法,用關節鏡取切片(這點很厲害!),組織學證實有軟骨增生(chondrogenic)的效果!

我自己最初做增生療法時,就有一位 84 歲的榮民伯伯,固定每個月來給我打增生療法。一年後給我幫他追蹤 X 光,發現驚人的變化!

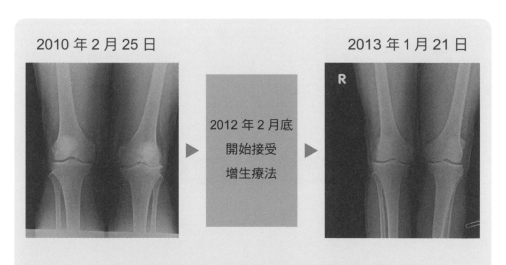

▲ 接受一年左右的增生療法後,可以發現伯伯的膝蓋外側原本已經「骨頭碰骨頭」的嚴重磨損、退化性關節炎,竟然縫隙又露出更大的空間。

PRP 增生療法的基本理論

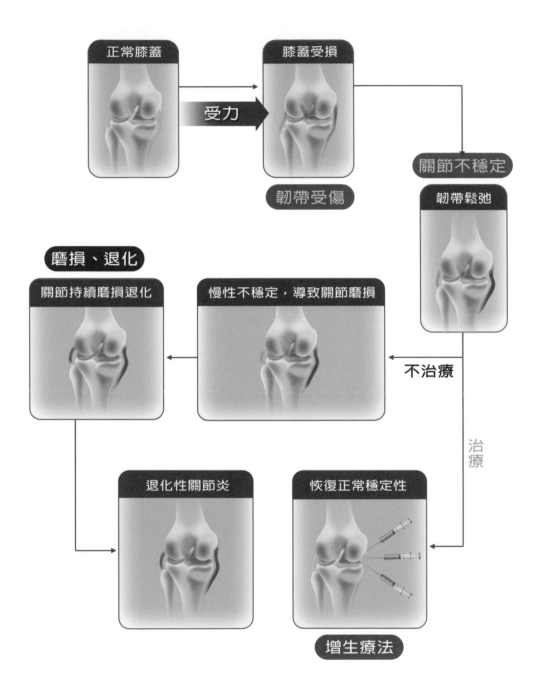

最近 Dr. Ross Hauser 的回顧性研究也發現，目前也有資料顯示可以改善車禍後的頸部疼痛、尾椎痛。

很多下背痛患者聽聞過「硬脊膜上腔注射」，目前發現對慢性腰椎神經病變效果不大，在椎間盤突出病人上也無法改善失能，也無法降低未來開刀的比例，唯在脊柱狹窄病人上可能有點效。

目前大部分的「硬脊膜上腔注射」都是施打類固醇，我們知道類固醇對人體有許多影響，我們可以考慮注射「低濃度葡萄糖」，它能穩定 TRPV1 離子通道，減緩神經痛。Dr. Liza Maniquis-Smigel 已完成資料收集，初步資料發現效果不錯，還取名為「甜蜜尾椎注射（sweet caudal）」，近期準備將發表更完整的結果。

當然，隨著愈來愈多人對增生療法有興趣，相關研究也愈來愈多，或許挑剔的人會覺得研究仍不足，但我們可以發現在趨勢上還是認為增生療法是簡單、安全、有效的治療方式。

肌肉骨骼疾病有其複雜性，肇因百百種，要做出無可挑剔的研究極為困難，且增生療法有其技術性，又講求因人而異；不同醫師施打，效果也可能不同。

上列的主旨是在告訴大家（包含醫療從業人員），增生療法已非實驗性治療，目前已經有許多高品質的研究，證實在某些疾病上有一定的效果。當您茫然不知所措的時候，不妨可以試試增生療法。

為什麼有的醫師打 PRP 增生療法療效較佳，有的則否？——

「關節神一針」vs「多點注射」，為什麼你該接受「肌肉骨骼超音波檢查」？

◎「關節神一針」vs「多點注射」

最近看了一些暢銷書裡面有提到：PRP（自體血小板血漿）效果上有爭議，甚至因為自己使用療效不佳，直呼沒效。

會這樣說我可以體會：PRP 的研究近年如雨後春筍，過於混亂；廠牌也如雨後春筍，削價競爭，品質良莠不齊，連 PRP 製作流程都尚未有共識。

因此，部分醫師對 PRP 仍處於觀望或甚至質疑的態度。

但身為一個已投入 PRP 增生療法及肌肉骨骼疼痛治療的醫師，我必須告訴您打針是門藝術、先求診斷再求內容物！

你以為我打 PRP 就是血抽出來，離心，然後像右圖這樣直接戳進去，就拍拍屁股走人嗎？

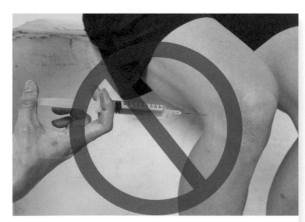

▲「關節神一針」的關節內注射法，適用玻尿酸，但對增生療法、PRP 注射則不夠精準。

錯！這種我稱之為「關節神一針」注射法打 PRP，雖然有部分研究跟對照組比較發現這樣打就有效，但是只能改變關節腔內微環境，只對整體性退化性關節炎有效。如果裡面有特定的某條韌帶有損傷（如內側副韌帶、十字韌帶），就必須打到患處才更好的療效。（抱歉，我知道很多醫師這樣打，可以解決一部分的問題，困難的病人則無效；這就是為什麼我要約診，治療一位病人需耗時半小時以上。）

　　每個人的狀況不一樣，我的打法就不一樣。

　　以簡化的疾病分類和注射方式，要做到大型的 RCT 研究來證明其有效，是極為困難的。香港的薛詠珊醫師高達 41 頁的「葡萄糖增生療法敘述性回顧」，我特別推薦專業人士閱讀，原因有三：

　　1.因為它從基礎科學、臨床研究，到最佳治療建議，一應俱全！

　　2.其評估和治療方式，不會膝蓋痛只打膝關節內一針，而是會去診斷，「是內側副韌帶受傷嗎？治療內側副韌帶。」

　　3.光是用葡萄糖增生療法治療膝蓋，利用膝關節鏡組織切片發現，注射過葡萄糖的關節，有軟骨增生（chondrogenic）的效果。

◎ PRP 要「多點注射」！

　　PRP「富含生長因子」，所以必須透過詳細的檢查，找到「真正的病灶」來注射才行！（容我先這樣說，實際做起來並不容易，除了詳細的病史、理學檢查、影像檢查，有時甚至需要「診斷性阻斷術」或「洋蔥式治療」）

　　而「真正的病灶」很難靠「關節神一針」打到！

我所謂的「真正的病灶」是指：現在對退化性關節炎的概念是韌帶鬆弛，造成關節不穩定而長骨刺或軟骨磨損，退化關節幾乎都可以找到受損的韌帶！所以才說退化性關節炎是個「症候群」（OA syndrome），每個人的臨床表現不同，到底是哪個構造引起關節不穩定與疼痛？

這個構造可能是半月板軟骨、內側副韌帶、外側副韌帶、前十字韌帶、後十字韌帶、冠狀韌帶、隱神經、閉孔神經、腓神經…等。

而增生療法醫師（Prolotherapist）就像是一位「焊接工人」，需要把這些「弱點」都連接起來。

且根據短板理論，這關節只會跟最弱的韌帶一樣強壯：意思就是，必須一網打盡，治療到所有不穩定的構造，關節才能真正改善。

那怎麼辦呢？現在我的常規診斷治療方式是：

● **評估**：詳細的病史詢問、理學檢查，影像檢查（我最常用的是「肌肉骨骼超音波」，因為最即時且可以做一些動態測試），此外「精選功能性動作評估」（Selective Functional Movement Assessment, SFMA）能夠篩檢全身上下的問題，是極優的整體評估方式！

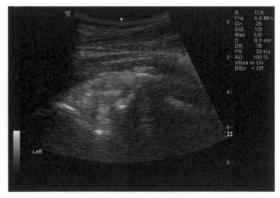

▲ 超音波下的後十字韌帶動態測試（抽拉測試），發現其不穩定。

● **治標**：利用「神經解套注射」治療神經，馬上感覺疼痛大幅減輕。

● **治本**：利用「超音波導引注射」治療關節軟骨、韌帶，促進修復與關節穩定性。

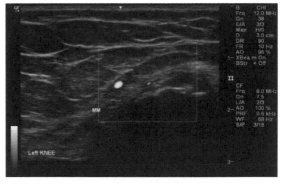

▲ 超音波導引注射（神經解套注射）於隱神經（位於膝關節內側），立即改善內膝痛。

● **Boost（增強療效）**：配合物理治療，熱療、雷射、電療等，都對打完針促進修復有幫助，同時減少打針的痠脹感。靜脈營養，高劑量的維生素 C、電解質、氨基酸等，促進人體修復能力，提高增生療法的療效。

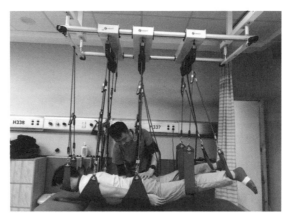

▲ 挪威的Redcord紅繩懸吊訓練是極佳的運動治療，可以單獨挑出想訓練的深層肌肉做訓練。

● **維持**：配合運動治療、神經肌肉控制訓練，改善動作控制。

唯有透過詳細的病史詢問、理學檢查、超音波檢查等影像檢查，才能找到「真正的病灶」，並且利用「超音波導引注射」（精準注射）把 PRP 打到病灶上，才能夠達到最佳效果！

只要你能精準注射到病灶，已有許多研究證實 PRP 確實能使軟骨細胞增生，降低發炎反應，減少細胞凋亡。

請您想一想：好比我們現在要送一封信到您手中，「關節神一針」猶如「天女散花」，往天空一丟，有可能這麼巧落在您手中嗎？（譯：關節構造這麼複雜，光是關節內打一針，就希望 PRP 飄啊飄，飄到你受傷的部位，合理嗎？）

「超音波導引注射」就像是郵差，穩穩當當的，將信件送到您手中！（譯：真正打到你受傷的部位，促進修復。）

目前光是用這個這樣「精準注射」的方式，使用葡萄糖增生療法，就有許多第一、二級證據的醫學研究，證實有極佳療效。除非你覺得「更仔細的評估、更精確的診斷、更精準的治療 可以提高療效」，這個說法沒有辦法說服你！

否則，我不知道為什麼增生療法無法改善多數的疼痛症狀。

同時，請您相信一個受過增生療法訓練的醫師，能夠順利改善你的症狀。（當然，每個人狀況及嚴重度還是不一樣，例如骨折、腫瘤、馬尾症候群等急症還是需要手術，增生療法並非萬靈丹。）前提是你要找到這樣的醫師及團隊。

請注意幫你評估及注射葡萄糖或 PRP 的增生療法醫師，是否有受過下列組織的相關訓練。國際上及台灣常見的增生療法訓練組織：

1. 台灣增生療法醫學會 Taiwan Association of Prolotherapy and Regenerative Medicine (TAPRM)

2. 香港肌骼醫學研究中心 Hong Kong Institute of Musculoskeletal Medicine (HKIMM)

3. 美國增生療法基金會 Hackett Hemwall Patterson Foundation (HHPF)

4. 美國骨內科學會 American Association of Orthopedic Medicine (AAOM)

5. 美國骨病科再生醫學會 American Osteopathic Association of Prolotherapy Regenerative Medicine (AOAPRM)

◎ 為什麼你該接受「肌肉骨骼超音波檢查」？

台灣在復健科的大力推動下，「肌肉骨骼超音波檢查」其實是有世界級水準的！但該檢查並不專屬於哪一科，所以只要是受過專業訓練的醫師，都能執行「肌肉骨骼超音波檢查」。可以查看是否有 CIPS 或 RMSK 等國際認證，或學經歷中曾上過美國肌肉骨骼超音波（MSKUS）或台灣神經肌肉骨骼超音波工作坊（NMUSIT）等專業課程。

超音波最大的好處是即時、動態！我可以根據你的痛點，找到肌腱、韌帶、神經這些軟組織的病灶。且可以根據檢查者的操作，隨時變換橫向、縱向去追蹤想要檢查的構造。再來是動態檢查，可以觀察關節的穩定性，例如前後十字韌帶是否鬆弛、肩膀的上關節囊韌帶是否穩定（常見於肩關節上盂唇撕裂傷），也就是超音波與其說是影像檢查，不如說是功能檢查！

最後是在治療上也有極大的幫助，「超音波導引注射」有兩大好處，第一是精準，第二是減少進針點。前面提到增生療法要「多點注射」，但如果利用超音波導引，我可以只用兩個進針點打完整個腰。

此外，超音波導引下來抽關節積液，也是可以減少抽吸時的疼痛且抽得更乾淨。

很多人以為磁振造影就是天底下最精細的檢查，但其實磁振造影也是有各種限制，且必須設立掃描區間，例如2釐米，若病灶小於2釐米則照不出來；對於很小的、表層的受傷，超音波的解像力並不遜色。

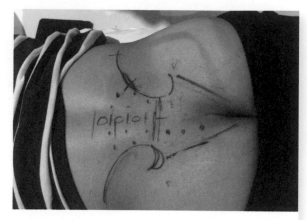

▲ 在第四五腰椎、第二薦椎的棘突各麻醉一個進針點，可以利用這兩點打到棘上韌帶、棘間韌帶、兩側小面關節、內枝神經、髂腰韌帶、薦髂關節韌帶等。

◎ 醫師一窩蜂熱衷「肌肉骨骼超音波檢查」，也讓我憂心忡忡？

首先要了解，「超音波檢查」是個「極度仰賴技術及經驗」的檢查，跟X光、電腦斷層，有就有、沒有就沒有，截然不同。所以同樣做超音波，A醫師說正常，B醫師說異常，是常有的事。

儘管如此，「超音波檢查」確實是個利器，相關課程如雨後春筍，是好現象，表示醫師們想要精進這項技術。但如同這本書說的，造成疼痛的原因極為複雜，只專注於一樣，容易見樹不見林。又陷入只依照影像判讀病因的窠臼。例如生物力學的問題、排列旋轉錯位、神經肌肉控制的問題、荷爾蒙的問題、內臟筋膜的轉移…，沒有任何影像檢查可以看得出來，必須靠雙手的理學檢查。

例如肩膀痛，病人有一半的機率在超音波上都可以看到旋轉袖肌腱撕裂傷，但是它是不是造成你疼痛的原因呢？真的是嗎？（我

會這樣問，就是因為通常不是！）

曾經有位病人，症狀是典型的右側頸椎神經根壓迫，造成第五六節的範圍麻痛不適，在我認為一流的超音波醫師那邊做了「神經解套注射」數次！每次都是好一下，又復發。

若該病人是「純」頸椎神經根的問題的話，病人的痛早該好了！「增生療法醫師」可貴就在於「治療根本原因」；其實該病人，整個脊椎的排列和神經肌肉控制有很大的問題，考量張力整合結構，幫他做「周全性增生療法」配合徒手／運動治療，他很快就好了。

連世界級的超音波大師 Tom Clark 都精通整脊、針灸等療法來治療病人，看著台灣醫師一窩蜂「全力」專注、鑽研超音波，到底是福是禍呢？健保開放「超音波檢查」在基層診所也得以申報之際，結果申報量整個破表；而且是沒學過超音波的醫師其申報量遠高於學過超音波的醫師！「超音波檢查」這個好工具，險淪落為說服病人的工具。

回歸初心，超音波檢查應該就只是「理學檢查的延伸」！也就是說，在檢查前，醫師應該透過詢問病史、理學檢查，心裡對診斷大概有底了。超音波檢查只是加以確認而已！「超音波導引注射」也應該是協助醫師更精準的治療到該治療的部位而已。

打完增生療法，該如何自我照顧？該怎麼吃？可以運動嗎？

「增生療法」能重啟身體自我修復機制（發炎→組織增生→重建修復），因此誘發注射處「局部發炎反應」，注射後的兩三天甚至一週內可能會有痠脹痛的感覺（但疼痛與緊繃感會逐漸減輕）。為了促使代謝掉原先造成疼痛及強度不佳的組織，並幫助組織增生修復，你可以從三方面進行：

1.注射後應立即熱敷、電療、雷射治療：一方面促進血液循環與肌肉收縮，使藥效更好；另一方面，減少注射後的痠脹感。目前已有許多證據顯示，雷射在促進組織修復、減緩關節疼痛上有極佳療效。若有牽引治療（拉腰、拉脖子）當日視情況暫停。但最後還是要是臨床個別狀況而定，依照醫師的指示，例如嚴重發炎反應、血腫者，應避免熱敷。

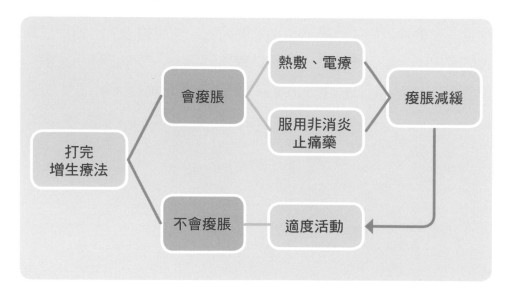

2.**攝取足夠營養**：維生素C可促進膠原蛋白生成，每日3000mg，補充第二型未變性膠原蛋白、葡萄糖胺、MSM（有機硫化物）、鋅、鎂、氨基酸等營養素，也都可以幫助肌腱韌帶修復。我自己會建議病人打完針後注射我的改良麥爾氏溶液，也就是原本的麥爾氏溶液加上更多的氨基酸、鋅、維生素C。

3.**充足睡眠**：頭兩三天適度休息，治療當天帶護具來，立刻使用，讓增生劑可以留在原地。宜持續配合復健治療、姿勢矯正、拉筋伸展運動、肌力訓練等，促進修復效果更佳！

4.**禁忌事項**：治療三天內，應避免需長時間泡水的活動，如泡澡、溫泉、游泳；亦不適宜劇烈運動。應避免服用類固醇及消炎性止痛藥（NSAIDs）、類固醇，因為消炎止痛藥會抵消增生療法療效。可依狀況可服用非消炎止痛藥，如普拿疼（若有疑問請詢問醫師）來緩解。

◎ 歡迎搭乘「增生療法雲霄飛車」的奇幻旅程

正常情況下，酸脹個兩三天，之後就會慢慢感覺症狀改善。治療過程就像雲霄飛車，疼痛逐步改善，大約三四週又會回來一點，這時又需要下一個療程。一般需要三～六個療程，是故有個「三三三」的說法，就是一次最多三個部位，三週打一次，共三次治

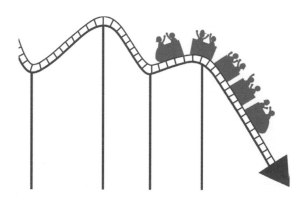

▲ 增生療法的治療過程就像搭雲霄飛車一樣。

療。但實際狀況當然因人而異。

◎ 打完增生療法的各種反應

你是哪種「反應體質」？

指的是打完針立馬的感受度。可分成三種：強反應體質（hyperreactor）、正常反應體質（normoreactor）、弱反應體質（hyporeactor）。

強反應體質的人，有較敏感的神經或免疫反應，對藥物感受性強，打針時容易緊張，甚至會跳起來（蚱蜢型），打完可能痠痛感較強或較多天；在治療上需要調整成刺激性較溫和的治療，例如先以較表淺、針數較少、濃度較低的治療為主。

相對地，也有人是弱反應體質，檢查時就明明這裡有問題卻怎麼壓都不痛，或打針時反應淡定，打完也沒什麼痠痛（犀牛型）。

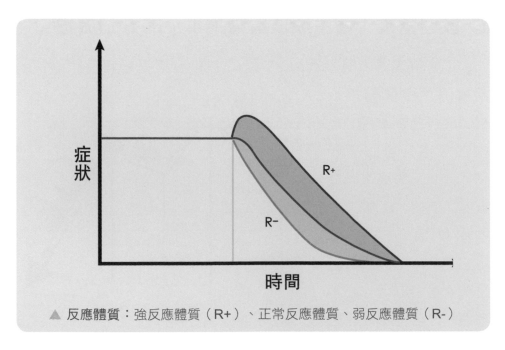

▲ 反應體質：強反應體質（R＋）、正常反應體質、弱反應體質（R-）

這時可以用較深層、濃度較高的治療，甚至可以一次將數次的療程打完。

你是哪種「反應療效」？

指的是打完針過一段時間後的療效。可分成五種：極佳反應療效（good responder）、標準反應療效（standard responder）、不佳反應療效（poor responder）、無反應療效（non-responder）、負面反應療效（bad responder）。

極佳反應療效者有時候只要一次治療就完全康復了，我個人經驗上，運動員很多屬於這種體質。標準反應療效者就是我們一般說的「雲霄飛車」，一次比一次好，大約三至六次療程可以康復。

不佳反應療效者還是有進步，只是較為緩慢，或是本來有變好，但一下就退步或甚至打回原形。這樣的人除了需要更多療程外，也代表營養、消化、代謝、過敏原、免疫、排毒、粒線體、情緒等功能可能有問題，需要更多元的治療方式多管齊下，只要耐心配合治

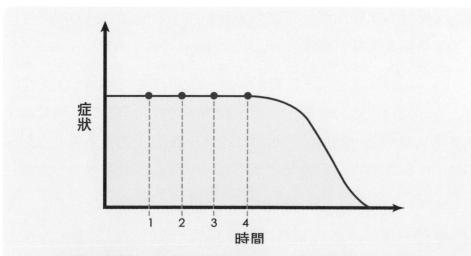

▲ 延遲反應療效：前幾次治療都無反應，某次治療後才大幅改善。

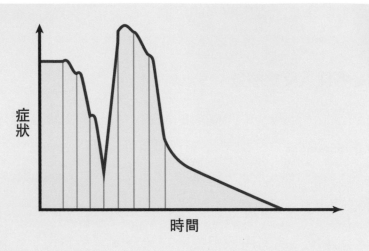

▲ 排毒反應：治療後症狀一度變糟，熬過之後才逐步進步。臨床上病人出現好轉反應，卻因為對治療失去信心而功虧一簣，煞是可惜。

療，還是能夠走上康莊大道。

　　無反應療效者，對於治療毫無感覺，我的經驗是一定要重新審視自己當初的診斷。負面反應療效，則是變更糟，這也表示要先解決別的問題，例如感染、免疫、過敏、痛風。但要注意的是，這兩者中，可能有人是延遲反應療效（delayed autoregulation）或排毒反應（又稱暝眩反應、好轉反應，Herxheimer Reaction）。

　　有一種特殊的情況「短暫的好轉，但隨後打回原形」：這樣的病人表示某個東西一直讓他惡化，我們做的方向是對的（所以他才會暫時好轉），可是他的生活中又不斷做讓他惡化的事情，一腳踩加油，一腳踩煞車，但他又渾然不知，可能是食物過敏原、毒素、姿勢、壓力、失眠、過度注意身體的反應。

　　根據三種反應體質和五種反應療效，我們可以規劃出九種治療策略，這就是為什麼增生療法的療程，每次病人問我「我要打幾

次？」我都很難回答。我只能以多數原則，回答中間的三至六次；但實際狀況因人而異，必須依照每次治療的反應來決定。

PRP 增生療法的 9 種治療策略			
	極佳反應療效	標準反應療效	不佳、無、負面反應療效
強反應體質	多次療程的「洋蔥式診斷／治療」，還是可能短期內康復。	多次療程的「洋蔥式診斷／治療」，低濃度由淺入深，治療次數拉長。	●需配合功能醫學找出其他問題，尤其是食物過敏原和毒素。 ●多次療程的「洋蔥式診斷／治療」，低濃度由淺入深，一次一種治療。
正常反應體質	按一般療程治療，可能三次以內會好。	按一般療程治療三至六次，有時需找出其他問題多管齊下。	●需配合功能醫學找出其他問題。 ●「洋蔥式診斷／治療」，按一般療程治療，多管齊下。
弱反應體質	治療可以直接深入核心，通常只需一兩次治療。	按一般療程治療三至六次，有時需找出其他問題多管齊下一起處理。	●需配合功能醫學找出其他問題。但可以多種問題一次處理。

◎ 打完增生療法可以運動嗎？

打完增生療法有所謂的 M.E.A.T. 原則：活動、運動、除痛、治療。對我來說，它相當於你該配合徒手治療、運動治療、趕緊除痛、接受增生療法。所以開始運動，是增生療法衷心盼望的！甚至有動物實驗發現，若沒有運動的刺激，PRP 的療效將被抵消。但打完頭

兩天，為了將增生劑留在患處，加上腫痛可能改變動作控制，應適度休息或使用護具。

腫脹感漸消後，可以開始逐步增加運動量，循序漸進，以不痛為原則！

「改善功能」本來就是復健科的使命所在，如果治療後不能彎腰、不能跑步、不能重訓、不能爬山、不能游泳，人生還有什麼樂趣？增生療法醫師最大的成就，就是看到病人能夠做原本熱愛的事，臉上掛滿笑容並充滿自信。如果你治療後，感覺比較好了，就應該去跑跑看，從事你以前喜歡的活動，回診時跟醫師回報改善了多少。

台灣的病人很可愛，明明還是一樣疼痛或症狀依舊，卻只在意組織長了沒。你以為組織修復了，就能做到原本做不到的事情嗎？這本書都看到這裡，你應該知道影像和結構不是一切（我只重視功能！）：軟骨長回來，你膝蓋就一定不痛了嗎？阿基里斯腱修復好了，你跑步就不會痛了嗎？還有很多層面要努力呢！必須了解這表示你還有沒處理到的問題，尤其是動作控制部分。

如有疑慮，應交給專業治療師評估，並找出無法回復原有功能的原因，並接受專業的矯正運動指導。以我個人的看法，最好每個人都可以做「SFMA 精選功能性動作評估」找出失能，並且配合治療師作徒手／運動治療。因為你會走到今日這步田地，絕非一朝一夕，許多的代償累積在身上，疼痛的爆發點只是可憐的代罪羔羊而已。

增生療法醫師常用的注射方式有什麼不同？

◎ 增生療法醫師常用注射大 PK

注射的種類

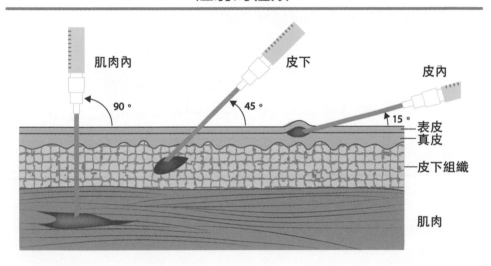

　　首先必須先解釋不同深度，治療對象可能不同。注射由淺至深，有五個層次：

層次	療法例	針感
皮內	打疤痕的部分神經療法、中胚層療法、表面麻醉	刺痛
皮下	神經增生療法	入針時微痛
肌肉、筋膜	神經解套注射	微脹
軟組織（肌腱、韌帶）	再生性注射	痠痛
硬組織（著骨點、骨膜、關節內、骨頭內）	再生性注射、玻尿酸注射	痠脹

增生療法醫師常用的注射如下表所列。

醫師會根據急慢性、嚴重度、症狀，再根據檢查結果決定最適合哪種治療方式。一般急性期只會施打神經增生療法，像我有時候急性扭到腳，馬上打一下，很快就不痛了。大部分來找我們的病人都是慢性疼痛又有神經炎症，所以多會增生療法和神經增生療法一起施打。神經療法則是在特殊狀況才會打，例如發現疤痕是干擾場或影響動作控制時；打疤痕因為是皮內注射，較為刺痛。

	再生性注射 （RIT）	神經旁注射 （PIT）	神經療法
別稱	增生療法	神經增生療法	Huneke 注射法
發明人	美 Dr. Hackett	紐 Dr. Lyftogt	德 Dr. Huneke
年代	1950 年代	2010 年代	1920 年代
施打目標	軟組織：肌腱、韌帶、關節、軟骨	神經、神經節、神經叢、筋膜	疤痕、神經節、穴位、牙齦、腦霧等
治療機轉	刺激自我修復，強化組織、增加穩定性	解除神經纏繞、穩定神經炎症	減少干擾場，重啟神經
成分	各種增生劑（如高濃度葡萄糖、PRP、細胞製劑、臭氧）	5% 低濃度葡萄糖，有時會加 PRP、維生素 B12（國外有時會用甘露醇）	麻藥 procaine, lidocaine（有時會加葡萄糖）
治療技術	1. 傳統注射法（Hackett-Hemwall 法）：觸診導引，需多點注射。 2. 超音波導引注射：減少進針點，提高精準度。	1. 皮下神經注射（PSI）：觸診導引，皮下淺層。 2. 神經解套注射（HD）：需超音波導引，筋膜層。	多依傳統觸診技術。
療效關鍵	「生物張力整合結構」的概念	找到纏繞點、夾擊或硬化處	找到干擾場

治療完反應	痠酸脹，穩定性增加	疼痛解除，放鬆	閃電現象、改善自律神經反射
急性期可否施打？	不建議	可以	視情況
可否配合消炎止痛藥物？	不建議	可以	可以
注射完可否運動？	建議休息兩三天	可以	可以

RIT= regenerative injection therapy; PIT= perineural injection therapy; NPT= neural prolotherapy; PRP= platelet-rich plasma（富血小板血漿）; PSI= perineural subcutaneous injection; HD= hydrodissection.

玻尿酸雖然有潤滑、消炎、促進內生性玻尿酸生成等效果，但嚴格來說它並不屬於再生性注射療法的一種。許多增生療法醫師還是會使用，因為它是「再生醫學的三位一體」中很好的鷹架，也被認為可以增加增生療法的效果，部分研究發現 PRP 和玻尿酸併用在嚴重的膝蓋退化性關節炎有極佳的療效。

特別說明一下「神經療法」，目前極少數的台灣醫師會使用，可以粗分成以下三種施打部位：

1. 疤痕：學過神經動能療法、筋膜治療的醫師或治療師，大概都知道疤痕的重要性，神經療法是最早發展出疤痕治療理論的學派，並非為了美觀，而是減少其干擾場對人體自我修復功能造成的影響。

2. 神經節、神經叢：神經療法非常重視自律神經，認為很多慢性疼痛不會好都和它有關；「星狀神經節注射」可說是最有名且被傳統醫師接受的一例。

3. 體節治療（segmental therapy）：利用體表與各個臟器的脊髓反射理論，治療各種器官和慢性疾病；最鮮為人知。個人經驗「荊棘之冠」對「腦霧」有奇效，多數病人打完覺得輕飄飄、豁然開朗。

我在 2018 年 9 月到西雅圖 Bastyr 大學進修神經療法和自律反應測試（Autonomic Response Testing, ART）課程，怪病大師 Dr. Klinghardt 藉由體節治療把自車禍困擾我 18 年的腦霧（brain fog）治好了！

在 ART 的理論中，任何病症都可以歸類在「七大因子」其中。若配合「健康金三角」，可表列如下：

健康金三角	ART 理論「七大因子」
結構性壓力	1. 結構異常：咬合不正、脊椎不正、足弓塌陷（假性扁平足）等。
化學性壓力	2. 毒素：重金屬、齒毒、化學物質、有機溶劑、微生物或病毒感染。 3. 營養素缺乏、生化失衡：甲基化異常、粒線體失能、神經荷爾蒙失調等。 4. 食物不耐：食物敏感、麩質過敏等。
情緒性壓力	5. 能量紊亂：疤痕、神經節中毒、經絡氣結、扁桃體等。 6. 地場壓力、生理壓力：水土不服、電磁波、整體環境就是哪裡氣場或風水不對勁，造成你在這裡很不舒服，身體出現壓力反應，就稱之為地場壓力（geopathic stress）。 7. 情緒創傷、靈性問題：很有趣的是他可以用眼球動作和色彩來診斷，用 APN or MFT 治療，花精或 hydrosol（純露、花水噴霧）也都有幫助。

打針是門藝術。很多經驗豐富的大師在教導我們的時候，都說過這樣的話，但是我依舊謹記第一次去美國學習增生療法時，Dr. Jeffery Patterson 說：增生療法醫師善於用他們的手指觸診病人（意指診斷是最重要的！）增生療法能夠取得大眾的信任，主因是它安全、有效、優雅。表示在治療態度，總是帶著關懷，不慌不忙、不急躁，以病人安全為第一考量。

「洋蔥式治療」抽絲剝繭找疼痛的根本原因

◎ 病來如山倒，病去如抽絲：談「核心九重天」

參加某課程時，利用中午休息時間看了一位三鐵選手：沒有重大外傷，卻左下肢無力數年，無法單腳深蹲（右腳可以），做了數次高端的訓練，都是好一陣子又無力。

「核心九重天」第一重：**骨骼肌肉問題**。我發現他左側髂肌（下肢代償之王）抑制了同側的腰大肌、股四頭肌、闊筋膜張肌（難怪這麼沒力），不過他說這裡治療過了。果然促進髂肌後，所有症狀又回來，顯示髂肌不是問題根源。

「核心九重天」第二重：即所謂「深層核心」（deep core），顳顎關節、橫膈肌、骨盆底肌。發現他的骨盆底肌代償上述所有無力的肌肉！釋放後，他的無力感大幅改善，左腳深蹲可以超過90度！他非常驚訝，而那是他每次騎自行車時覺得被頂到的地方。我們討論，可能三鐵某次騎腳踏車傷到，或者是座墊的位置或軟硬不適合他，長期騎乘後，抑制了左下肢的肌力。

「核心九重天」第三重：**其他隔膜**。我們還有小腦簾幕、上顎、口腔底（下頷舌骨）、胸骨縱隔、會陰隔膜等，隔膜本身或隔膜之間或隔膜之間的不平衡，都可能造成核心不穩定。

「核心九重天」第四重：**干擾場**。有問題的牙齒／顳顎關節、疤痕、身體任何有發炎的地方，都可能是干擾場。

「核心九重天」第五重：**內臟**。最常見的是大小腸的共生腸道

微生態失調（dysbiosis）、營養，當然其他各個器官都可能有問題。

「核心九重天」第六重：**能量**。也就是中醫常說的「氣」。

「核心九重天」第七重：**情緒**。包括信念、想法等心裡狀態。

「核心九重天」第八重：**直覺**、符號、夢境等。

「核心九重天」第九重：**靈性**。包括宗教信仰、高我等覺知。

（以上部分參考 Dr. Dietrich Klinghardt 的說法。）

治療效果短暫，一下子就打回原形，一定要告訴醫師、治療師，表示有更深層的問題有待解決。以上是我個人「核心探索」的順序，不同療法可能有不同見解。其實前兩重，應該就差不多可以解決 85% 的問題了！可能轉介給我的病人比較嚴重吧，常常要處理第三四五六重。有時候來了一些情緒很緊張、很焦慮的病人，可是從前幾重處理也有幫助，可見是身心靈是互相影響的。或者，有些人心靈有問題，但某個構造的問題就是卡在那裡，不釋放開來不行。

◎ 你可以不只有一個問題？

肌肉骨骼疼痛原因如此複雜，同一個病人到不同的醫師、不同的治療師，不同觀點做出不同的診斷是很常見的事！

例如腰痛，給骨科醫師看他可能說你有骨刺或椎間盤的問題，復健科醫師可能說你除此之外還有整體結構或生物力學的問題，物理治療師可能說你還有核心無力或動作控制的問題，甚至有內臟的問題。

何去何從？誰說的才是對的？那一個才是關鍵？

更麻煩的是，你可能都有！

是的，你可以不只有一個問題。

最好的診斷是治療，也就是說，治療了看解決哪一個特別有效才知道你疼痛的主因是什麼。因此，美國骨內科學會前會長 Tom Bond 醫師提出「洋蔥式治療（Cajun treatment）」。

例如，我在腰部的上臀皮神經打了一點點低濃度葡萄糖（神經增生療法）好了四成，我們就知道這條神經的纏繞佔了您的腰痛的 40%。這是很常見的疼痛點，紐西蘭的 John Lyftogt 醫師及日本的骨科醫師川上俊文在《下背痛教室》中都同時提到他的重要性。

接著我們調整骨盆、脊椎整體的結構，把你的身體力學「喬」好，讓你高低肩、假性長短腿得以恢復，可能又好了四成。

好了八成，你拿了些藥、靜脈營養「麥爾氏溶液」，做個復健，滿意的回家了。過了一陣子，好了，或者又復發了。我們找找是不是有動作控制或姿勢的問題。

還有一兩成一直好不了，可以試試「增生療法」注射於小面關節，或神經阻斷術於腰椎。決大部分的病人可以完全改善，而且因為調整了許多生理結構與姿勢，可能還教你一些運動回家保養，這樣的「洋蔥式治療」讓你不再復發，或因為工作壓力大稍微復發也不嚴重，甚至你自己都知道作什麼運動可以自己救自己！

極少數較嚴重的病患，如果以上方法都無法改善，疼痛還是讓你無法忍受，再會診骨科或神經外科看是否有開刀的必要。這樣的流程是不是比較合理呢？

或許有人會問這樣不會太沒效率嗎？醫學這麼發達，不能一次

做完全部的檢查，找出我真正的原因嗎？

困難點很多，略述以下幾項：

1. **影像看不出來**：肌肉骨骼很多問題是 X 光、電腦斷層、磁振造影看不出來的，這在其他章節提過多次。例如上述的「上臀皮神經」，是極為細小的神經，一般影像檢查難以診斷；此外，上述的結構、生物力學、動作控制、情緒等問題，仰賴醫師或治療師的完整評估，也不是影像看得出來的。做 SFMA 或骨病學等「整體性的評估」等會提升效率，及早找出適合的治療。

2. **有時真兇會被隱藏起來，治療後問題才會一層一層浮現**：許多治療人員都發現很多病人在接受治療時，症狀會像「倒帶」一樣回放。例如一開始治療肩痛，隨著治療的進展，才發現原因是他多年前的腳踝扭傷（**真實案例**），甚至慢慢發現跟內臟有關，內臟又跟多年前植牙有關等等，這些營養或免疫等問題深深影響我們的修復能力，你腰痛第一次來，醫師就說你的痛是植牙造成的，你也會覺得很怪吧？而且有時一開始就處理這些「遠因」，因為隔著太多關卡，直接治療它效果也不好。

通常這個過程也不會太過複雜啦！例如，你有梨狀肌症候群造成的坐骨神經痛，第一次醫師利用針灸或乾針治療，之後發現疼痛往上跑到薦髂關節，你就知道你的梨狀肌在為你薦髂關節的不穩定代償，於是第二次使用增生療法增強薦髂關節周圍韌帶的穩定性即可。也許需要重新訓練動作控制，活化臀大肌及訓練呼吸。

「洋蔥式治療」需要醫師和病人良好的互動關係及信任，也很需要細心和耐心。就讓我們一起當福爾摩斯，找出造成身體疼痛的真兇吧！

Part 7
醫渡有緣人

深信與症狀無關的 MRI 影像而跑去開刀的病人

◎ 「MRI 是萬能的嗎？」

MRI（Magnetic Resonance Imaging）中譯「磁振造影」或「核磁共振」。

韓國曾經做了 680 人的膝關節研究，發現 43% 的磁振造影對選擇治療是沒什麼用的！只有在運動傷害造成的膝痛比較有用。

以「前十字韌帶損傷」為例，最常發生在籃球、足球等運動，不一定是接觸碰撞才會造成前十字韌帶受傷，「急停跳投」、「內八落地（toe-in landing）」、過度伸直，甚至荷爾蒙、神經肌肉控制異常，都會增加前十字韌帶受傷的機會。

我的部落格上曾寫過一位磁振造影看起來前十字韌帶「完全斷裂」的病人的膝蓋超音波影像：前十字韌帶的動態測試看起來是穩定的（雖然完全斷裂），而後十字韌帶的動態測試非常不穩（同一人）。

前十字韌帶症狀	後十字韌帶症狀
● 受傷時間明確，有斷裂聲	● 儀表板式撞擊、跌撞前小腿
● 無力軟腳感、不穩定感	● 前膝或內膝痛、後膝窩壓痛
● 血腫	● 坐久站起來、蹲下去站起來會痛
● 常合併半月板損傷	● 下樓梯、下坡路會痛
● 牽拉測試陽性	● 車禍或舊傷久治不癒
	● 髕骨外翻、髕骨股骨疼痛
	● 四頭肌無力

他的主訴，也都是後十字韌帶的症狀，包括前膝痛、下坡痛等等，所以如果是我的話，會選擇治療他的後十字韌帶。

理由就是：1. 症狀是後十字的症狀。 2. 功能也是後十字韌帶的失能。3. 超音波檢查起來也是後十字韌帶鬆動不穩定。

◎ 斑駁卻穩定的柱子 vs 金玉其外敗絮其中的柱子，你要修哪一個？

那前十字韌帶斷裂的部分怎麼辦？不理它？對！就是不理它，除非有相關症狀或失能。別忘了關節鬆動是手術的重要要件，如果它測試起來是穩定的，就少一個手術的必要性。

在急性期，磁振造影的發現和前十字韌帶鬆弛度有相關性，但慢性期則無。也就是說，如果你是急性受傷，磁振造影是很有價值的；但是如果你已經痛很久了，即使磁振造影說你有前十字韌帶損傷，也不代表它功能有問題，應以臨床檢查為準。

不是說不能開前十字韌帶的手術，而是醫師說服你的理由不能單純是因為「磁振造影說你的十字韌帶斷裂很嚴重」。如果他是根據你的症狀和理學檢查，和你的功能、需求，臨床綜合考量之下決定要手術，那就是正確的決定！

除了膝關節外，如同其他篇一再提到的，肌肉骨骼的疼痛，除了急症，多數是依照臨床症狀決定是否需要手術的，絕非影像！

該病人的前十字韌帶－斑駁卻穩定的柱子（雖磁振造影說斷裂，但穩定，功能 OK）後十字韌帶＝金玉其外敗絮其中的柱子（磁振造影沒提，但鬆動，功能不佳），**如果你是這位病人，你的選擇是？**

開完刀到底要不要復健？被外科醫師說：「不需要做復健」的病人

◎ 醫師也是隔行如隔山，開完刀到底要不要復健？

曾經有一位病人手腕三角纖維軟骨損傷開刀，開完刀半年後才出現在我診間，一摸就痛、手腕完全無法彎曲！我問他怎麼現在才來復健科？因為他的外科醫師說不要復健，甚至他問醫師：「我要不要復健？」時，還被吆喝說：「我的其他病人都沒有復健，你復什麼健？」

偶爾也會遇到另一種的情況，手術後被醫師警告：「千萬不能做復健！」

真的是這樣嗎？其實復健科醫師和治療師都受過專業訓練，知道急性期、亞急性期、慢性期適合及不適合那一種的儀器治療或復健運動。現在也有**非常多的研究指出早期活動、立即復健**，不論在各種關節或脊椎手術後、心臟術後、癌症術後、急性腦中風、加護病房病危病人，對恢復大有幫助！完全靜止不動是最糟糕的。而且復健方式百百種，很多外科醫師告訴病人不要復健，是因為擔心會傷口裂開、或又傷到受損部位。其實這是誤解，不能動也有不能動的做法！

可以做各種儀器治療，例如紅外線、雷射，也有幫助傷口修復的效果。不能彎曲的關節，我們可以做等長性運動來維持肌力不流失，不能彎曲、不能負重，只要有良好溝通，專業的復健科團隊都能完美的符合外科醫師的需求，所以說白了，互信和溝通是關鍵；開過刀和有嚴重骨質疏鬆者，也不適合作牽引治療（拉腰、拉脖

子），這都是有明確規範的適應症和禁忌症的，外科醫師應多給復健團隊一點信心，創造共贏，早日幫助病人恢復正常的功能。

最好的做法是互相觀摩彼此的問診、評估、治療方式，但當了主治醫師之後鮮少有這樣的機會，再怎麼去參加研討會通常也是自家科的觀點。我發現義診其實是個非常好的機會！「台灣增生療法協會」每年在花東舉辦義診，除了造福當地民眾外，聚集多位不同科的醫師一起看同一位病人，能激盪出不同的觀點，也是一大好處！此外台灣有「疼痛科」醫師，其實也是出身各自不同的科，每次年會也有各科交流，非常精彩有趣！

◎ 哪些手術做復健有幫助？

1. 脊椎手術、椎間盤手術	Cochrane 回顧研究顯示早期復健可以及早恢復功能、改善疼痛，且有長期效果。
2. 人工關節置換術	美加治療指引已達成共識，膝或髖關節的人工關節置換術應儘早由專業指導復健，以達最佳術後成果。
3. 前十字韌帶重建術	目前已有許多治療指引術後如何利用治療儀器、神經肌肉控制訓練、平衡訓練、步態訓練，來增加恢復速度。
4. 肩關節手術	在旋轉袖肌腱損傷，早期運動可增加關節活動度，但在較大片的損傷可能增加再度撕裂傷的風險。
5. 手部手術	手部功能非常複雜，在拇指、腕關節、遠端橈尺關節、神經損傷、肌腱損傷術後，都有復健指引，甚至有職能治療需求。
6. 腕隧道症候群筋膜切開術	手術失敗率 1～25%，應根據臨床狀況決定術後是否需要復健。
7. 癌症手術	乳癌、頭頸癌等，整合性去腫治療、活動度訓練等都有助改善疼痛、上下肢功能。

◎ 台灣的復健科現況：沒有人是再世華佗，你的健康是你的責任！

台灣的復健專科在傳統上分成骨科復健、神經復健、心肺復健、小兒復健四大領域。隨著民眾對於生活品質的需求增加，最近癌症復健、高齡醫學（長照、失智、退化）、義肢復健等領域也逐漸受到重視，甚至國外還有腎臟復健、HIV 復健。

台灣的復健專科醫師的養成需要住院醫師四年，專科考試包括肌電圖、肌肉骨骼超音波等。尤在超音波方面，**台灣復健科是唯一在肌肉骨骼超音波上有即席術科考試的專科**，且功力在世界上獨佔鰲頭，舉辦許多世界級的工作坊，也發表非常多精彩的研究在世界級的期刊上！超音波導引注射類固醇、葡萄糖、PRP（富血小板血漿），乃至神經解套注射，台灣的復健專科醫師許多都有國際級的證照及水準。

儘管如此，師傅領進門，修煉在個人：每個人的興趣、修煉和悟性也不同，同樣是復健科醫師也不可一概而論。近年來進入了網路資訊時代，許多醫師非常懂得自我行銷，有些年輕醫師初出茅廬，很少在進修的場合看到他，為了造勢出書、網路、電視行銷，把自己塑造成很厲害的形象，但同行都知道實力中庸。當然其中有一部分，或許因為盛名之累，受到許多挑戰之後也開始很積極的學習，那也算是好事（但也有些依舊故我）。多數的醫師還是很有料，出書是為了一抒己見，將自己畢生的經驗、理念、智慧讓更多人知道。

我要強調的是，不要有名醫或神醫的迷思，就像台灣有許多餐廳大排長龍不是因為多好吃，而是因為 CP 值高。醫師也一樣，一診上百人的門診根本沒時間好好的看病人，一套多數人滿意的商業

模式大量複製，快速又便宜，可親性高，反正治不好的自然會離開。

　　舉例來說，前面提過的「關節神一針」關節內打一針玻尿酸，反正也有人有效，於是大家覺得是「玻尿酸療法」有效，趨之若鶩；過了一陣子，關節內打一針玻尿酸加 PRP，更有噱頭了，一傳十十傳百，結果每個人膝痛來診斷都是退化性關節炎，每個人都告知打玻尿酸加 PRP 有神奇療效，反正沒好的會自動離開。醫師的價值在於診斷和治療技術，而不在於用什麼器械或溶液，如果一位醫師對每個人的診斷和治療都大同小異，你怎麼相信他有在認真看你呢？

　　如果診斷、治療技術、注射溶液，三者要我排列其重要性的話，我會說診斷＞治療打針技術＞注射溶液。當然，醫師不是神，沒有人可以治好所有病，所以需要各個團隊的介入，醫師、治療師、心理師、營養師、社工等。有時醫師跟你介紹其他專業的時候，表示你真的需要這方面的協助，請慷慨地接納它吧！

　　沒有人能為你的病痛負責，臨床上很常發現病人對自己的疾病一點覺察也沒有！也就是問他：何時開始痛？疼痛可能的肇因？引發因子？「不知道」、「沒有原因就痛起來了」對自己的病痛一點線索都沒有，我只能告訴你：沒有人會莫名其妙痛得要死！痛在你身，醫師沒辦法為你痛，醫師沒辦法為你的痛負責，你想不出導致痛的原因，醫師也沒辦法幫你想到。你的健康不是醫師的責任，是你的責任，所以要學會為自己的健康負責。醫師只是工具，好要靠自己：醫師能助你一臂之力，幫你找各種蛛絲馬跡，協助你更快找到你疼痛的原因，並在他的認知範圍內提供各種適合的治療方式。不同的媒介就像不同的工具，得到不同的線索、提供不同的解決方案，是再正常不過的事。最後還是要靠你自己，與醫師共同討論出最適合你的解決之道。

身心靈最重要的營養素：「鎂」的奇蹟

「鎂」能維持肌肉與神經正常功能，可稱為天然的舒壓小物。鎂在人體中參與超過 300 種生化反應，而這些生化反應參與了人體的運作與代謝。

身體中的鎂有 53% 在骨頭裡，46% 在肌肉及軟組織，只有不到 1% 在血清裡；這也就是為什麼測血中的鎂，無法反映組織中鎂的含量，建議測「細胞內」的鎂含量。實務上，絕大部分的人都是缺鎂的，所以「以症狀為依歸」反而是最好的方式。

缺鎂有哪些症狀？

輕度到中度的鎂含量不足時，會常常感到肩頸腿部緊繃、難以入睡。當嚴重緊繃感、無法感到放鬆時，便會出現小腿突然性不適的狀況。長期下來會降低生活品質和活動力。若你的「腰椎硬扣扣」，出現像山谷一樣的僵硬，你很可能是「缺鎂症候群」的一員。

很多民眾，一昧地補充鈣，殊不知鎂在鈣質吸收、維生素 D 活化，均扮演重要角色。補充鈣質，鎂卻沒有同時跟進，除了造成鈣鎂失衡，原本所預期的骨骼保健也事倍功半。

Doctor shopping？「不敢反應治療反應」與「失去信心」的病人

◎ 醫師到底在想什麼？

很多病人來如影去如風，只來一次，只治療一次，也不知道後續的狀況如何？一直在醫師之間輾轉流浪，其實是非常可惜的；因為你很有可能一直在重複最基本、最淺層的治療，還來不及讓醫師一層一層把你最深層的肇因挖出來，你就離開了，疼痛當然不會好啊！為什麼會這樣？希望看完這篇可以理解。

所以有時候我覺得建立信賴關係是最困難的。如果你是難治性的、慢性疼痛的病人，要醫師一次把你治療好，是絕不可能的！

這整本書說明了探討疼痛是如此複雜，及為何我們需要「洋蔥式治療」，所以我們需要由淺而深。醫師到底在想什麼？面對不同病人，綜合病史、理學檢查、超音波檢查等影像檢查，千百種思緒湧上心頭，會排出幾個評估、治療的順位。這個順位有一些考量，並非一般民眾想的你就是要打針、你就是要開刀……。

例如一位年輕人痛到坐輪椅的長期腰痛，什麼檢查做出來都正常，臨床判斷可能有肌筋膜、動作控制、荷爾蒙、情緒問題，而且最後兩者可能佔最大部分；我會第一次就跟他說：你的痛是情緒問題嗎？這太奇怪了吧！而且病人一定心生排斥，從此消失的。

幸好從肌筋膜下手也有釋放情緒的效果；此外，疼痛畢竟也有發炎物質，在局部的筋膜打一點低濃度葡萄糖（神經增生療法），接著教他呼吸、動作控制，培養醫病感情後，在對話中可以了解荷

醫師治療順位的考量：

醫師想什麼？	為什麼考量這個？
排除紅旗指標	● 防衛醫療下的醫師，安排影像檢查，其實大部分是為了排除骨折、癌症等紅旗指標，其次是為了印證自己應已心裡有數臨床判斷。
臨床專業判斷	● 每位醫師的訓練背景和經驗不同，疼痛一般醫師會以結構性診斷為主，例如骨刺、椎間盤的問題，但較看整體的醫師可能會看出你的肌筋膜、動作控制、內臟或情緒等問題才是關鍵。
常見性和邏輯性	● 流行病學上認為年輕人説是骨刺，或老年人説是椎間盤突出都是件很奇怪的事。有些人膝蓋痛突然發生，被説是因為退化也很不合邏輯。
影像與症狀相關性	● 椎間盤突出一般是前彎較痛，所以若症狀是往後彎較痛，即使磁振造影看到有椎間盤突出，也極有可能是本來就有，跟這次症狀沒有關聯；通常會先觀察、保守治療，如徒手、運動治療。
侵入性和風險承受度	● 治療侵入性愈高，風險當然也愈高。做過哪些保守治療，由低風險的療法開始，是撥雲見日的好選擇。有些病人希望快點解決，對風險承受度也比較高，可以討論後決定注射等治療。
病人的理解度和接受度	● 結構性問題病人比較好理解，許多病人只能接受「發炎」；層次較高的病人可以接受結構穩定性、動作控制的説法，較敏感的病人可以察覺自己的疼痛和化學性、情緒性有關。適當的溝通，讓病人了解疼痛的各種層面，對接下來的評估、治療都很有幫助。
病人交通的方便性	● 我還滿常問病人住哪裡的，因為這會決定治療的密集度和強度，以及治療要不要直搗黃龍或多管齊下。一下改變太多，也要注意病人的身心靈是否能承受。

爾蒙、情緒問題，適時介入處理，在病人最舒適的清況下接受他想要／需要的治療。

另一位跑者，膝蓋一直疼痛積水，原本治療都很滿意；一日打了骨內注射，即使已經預告會不適，但還是跟產生暝眩反應的病人一樣，頓時失去信心。醫病關係真的很微妙，我學到的是，愈在一開始展現極大信心的病人，愈容易在瞬間失去信心。

當你消失的瞬間，我也隱約明白你的癥結了：逃避責任和承諾，缺乏安全感，再挖深一點，可能和原生家庭有關。負責任的誠實面對自己和醫師，以對等方式和醫師溝通討論下一步該怎麼做，解決問題；你怎麼知道我無法處理這個狀況呢？你都冒了這個險了，開放了信任，應百分之百投入。

我有很多招，有些人病況太複雜，其實我心裡是有規劃療程的，第一次要做什麼，第二次要做什麼；通常第一次先處理較表淺、較近期的問題，需要病人反應療效：好很多、好一下子又打回原形、變更糟之後變好、變更糟之後打回原形、完全沒差、出現新的症狀……不同的反應體質和反應療效，背後意義是完全不一樣的！而且會影響我決定第二次的治療方向，所以務必回診，據實以告。

我該冰敷，還是熱敷？疼痛到底該找誰？

◎ 為什麼 R.I.C.E. 的發明人自己都說：「冰敷可能抑制修復」？

復健科每天在開立物理治療儀器的醫囑，「該冰敷或熱敷」這是門診超常問的問題。哎呀，其實對冰敷熱敷的經驗我們復健科是最豐富的，我個人對該問題的回覆有三個：

1. 你覺得那個舒服就用哪個！兩者在實證醫學上都沒有足夠證據說其中一個比較有效。（病人總覺得這答案不夠專業，但其實這是最好的答案）

2. 止痛有更好的方法！復健科的治療儀器有光電冷熱力百百種，不用執著於冷熱，而且冷療只能到皮下一兩公分，熱療有深層熱可以到七八公分，所以如果你的病灶超過兩公分，還冰敷嗎？

3. 要讓治療師「拗」增加活動度還是要用熱敷，才能放鬆軟組織。

這是 2014 ～ 2017 年復健界、運動醫學界，極度熱門的話題。原因是當初發明 RICE 的 Gabe Mirkin 醫師，在 2014 年三月自白：「教練們已經使用我的 RICE 原則數十年，但現在似乎（證據）顯示冰敷和完全休息可能抑制修復，而非幫助修復。」（翻譯原文）

他在 1978 年《運動醫學》一書中，首度提到 RICE（休息、冰敷、壓迫、抬高）的原則，1986 在期刊發表後，從此被奉為圭臬。你以為是個醫學自古以來的常規治療，事實上只有三十餘年的歷史而已。

Gabe Mirkin 醫師「自白說」一出，新聞轟動標題「冰河時代

結束」！果然在全世界引起兩方論戰，冰敷派多是實務派，覺得臨床經驗上這樣效果很好；熱敷派多是理論派，拿出文獻說冰敷對軟組織修復沒有什麼幫助，造成血管收縮，可能造成組織修復不良、神經傷害。而最後的重擊就是實戰派的美國運動傷害防護協會（NATA）也公開將冰敷的證據等級從 A 降到最差的 C，而且還說歐洲系統就很少冰敷，他們運動恢復得也很好；台灣大部分醫師喜歡冰敷，是受美系的影響。很多你以為理所當然的事情，例如枕頭是軟的、鞋子應該分左右，事實上都是近百年的事情而已，並非行之有年的真理。

我自己也常常幫自己打增生療法，有一次在美國一位大師幫我打 PRP，打完後馬上冰敷，我還是痛得要命將近一週，可是後來我又接受幾次治療，用熱敷通常一天內就不痛了；我自己的想法是促進循環或組織變軟後可以活動還是蠻重要的。

軟組織受傷處理原則：被奉為圭臬的 RICE，現在也被和平與愛 PEACE & LOVE 所取代。

急性期要和平以待 PEACE	亞急性時需要愛 LOVE
Protect 保護	Load 負荷
Elevation 抬高	Optimism 樂觀
Avoid 避免消炎、冰敷	Vascularization 促進循環
Compression 加壓	Exercise 運動
Education 衛教	

◎ 「冰與火之爭？」別太執著冷熱

我無意引戰，冰敷對復原沒什麼證據說有幫助，熱敷也好不到哪裡去，回顧研究都告訴你兩者沒什麼差異。我們復健科每天在幫病人冷熱敷，現在的治療指引傾向減少冰敷，我們遇過不喜歡冰敷的人，也遇過不喜歡熱敷的人，所以我才說因人而異，那個舒服用那個，反正止痛效果差異不大。

甚至多數人觀念急性期只能冰敷，也曾有研究將急性下背痛的病人，分成冰敷、熱敷兩組去比較，發現吃止痛藥如果能加上冷熱敷效果都能更好！但熱敷那組效果似乎又更好一些！

此外，熱敷除了熱敷包、紅外線那樣的「淺層熱」外，尚有「深層熱」：短波、微波、超音波，超音波還可以搭配藥膏將藥效導入！我們復健科還有電療、雷射、磁療等，對組織修復都有幫助，所以實在無需執著在冷、熱。更重要的是，徒手運動治療（要增加活動

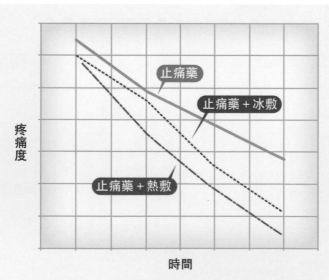

▲ 由上至下，分別是急性下背痛患者只吃止痛藥、止痛藥加冰敷、止痛藥加熱敷，三者15天內的疼痛度變化。發現止痛藥加熱敷效果最好。

度時，我們也需要熱敷）才是對功能進展最有幫助的！

◎ 「發炎是修復的第一步」Ross Hauser 醫師提倡 M.E.A.T.

Ross Hauser 醫師認為冰敷和消炎止痛藥，扼殺了人體自我修復的能力；José F. Lana 醫師在他的書中，也提到打完 PRP 應減少冰療以加強血小板活化、促進修復的發炎期，於是相對於 R.I.C.E.，他們提出了 MEAT 的新策略：

	原理	實例
Movement 活動	「活動是最好的潤滑劑」，增加關節、組織的養分	關節活動度運動、徒手治療、筋膜釋放、肌貼
Exercise 運動	促進血液循環、恢復功能	神經肌肉控制訓練、矯正性運動、紅繩懸吊訓練
Analgesia 止痛	治標：儘早除痛，因為疼痛會改變神經肌肉控制	治療儀器、神經旁注射／神經解套注射、藥物
Treatment 治療	治本：病灶還是要處理，恢復結構性穩定	再生性注射（增生療法）、營養

我自己將 MEAT 這個新策略，理解成「徒手治療、運動治療、治標、治本」，這不正是我們要恢復健康（尤結構穩定性），迎接嶄新的每一天所需要的嗎？

◎ 肌肉骨骼疼痛該找誰？「典範轉移」

台灣目前大部分的人若有肌肉骨骼疼痛，多是找按摩、國術館、中醫傷科、骨科等。其中大多數的人康復了，但也有部分的人變慢性疼痛或衍生問題。原因無非過猶不及，我心目中理想的肌肉骨骼疼痛治療典範如下：

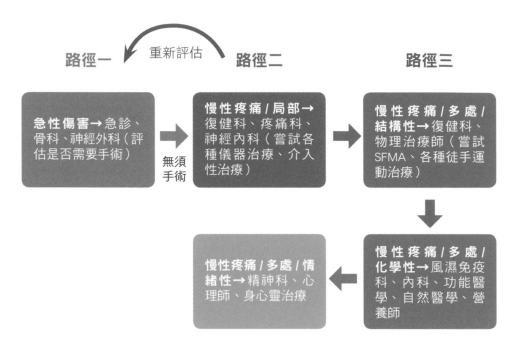

請注意：這裡的疼痛指的是「肌肉骨骼疼痛」，例如肩頸痠痛、腰痛、膝痛等，肚子痛、經痛、癌痛則不在此列。僅供參考，實際狀況應以專業人員判斷為準。

如果你一開始就是車禍、嚴重傷害，可以從路徑一開始，評估是否有骨折、是否需要開刀。若無需手術，則進入路徑二。

如果你一開始就是單一部位的慢性運動傷害、慢性腰痛等問題，可以從路徑二開始。部分急性傷害，如腳踝扭傷、閃到腰，也可以直接進入路徑二，評估是否適合儀器治療（冷熱療、電療、雷射等），或需要介入性治療（注射治療、神經調節治療等）。若慢性到有轉移或多關節的疼痛，則進入路徑三。

如果你一開始就是全身到處疼痛，可以從路徑三開始。一般還是建議先從結構性的觀點來處理，「SFMA 精選功能性動作評估」是評估的利器。若療效不佳，則進入化學性的評估，「功能醫學」

我認為是目前絕佳利器。若還是療效不佳，則進入情緒性的評估，一般民眾容易抗拒，因為怕被標籤化，但為了自己康復，理論上慢性疼痛都應該做情緒方面的評估；專業人士能夠讓你了解深層的自己，包括如何放鬆、如何找回快樂，保證超乎想像。

◎ 何時該懷疑你的疼痛症狀，有化學、情緒因素？

1.**症狀有時間性**：彷彿有日夜週期，或和月經、季節、氣候有關。

2.**你的疼痛常伴隨身體症狀**：如頭痛、耳鳴、眼痛、胸悶、腸胃症狀、下腹痛、失眠、腦霧、鼻竇炎、過敏等。

3.**症狀和飲食、腸胃狀況、補充營養素、藥物、泡溫泉等有關**：中醫都說葛根可以治「項背強几几」（指的是可治頸部和上背部的僵硬痠痛感），可見許多食物和身體痠痛有關，更遑論排除性飲食的療效了！有人吃了合利他命、益生菌疼痛改善；或疼痛發生在服用降血脂藥、抗生素之後，都暗示可能有關。

4.**小關節疼痛僵硬、全身到處痛**：這些都是免疫疾病的亞臨床症狀，可能在風濕免疫科未被認定是某個疾病，但足以暗示身體機能有問題了。

5.**結構治療多次無效**：若 SFMA 測起來沒啥問題，或矯正了痛還是沒好，請不要再執著你的身體疼痛是結構問題；此外，我個人有口袋名單，他們都是結構層面的超級專家，因此給某些醫師或治療師治療數次無效後，可能是化學或情緒因素。

6.**慢性疼痛發生自某次重大事件後**：包括牙科治療、感染、住院、手術、車禍、搬家、換工作、結婚生子等。

每次我學習到新的治療法，就會想起之前的病人

◎ 醫渡有緣人：總有治不好的病人，總有要學習的課題

我上這麼多課，常常上課時就會一直冒出某個病人的臉，因為覺得老師現在在講的對這位病人很適合。只能說相見恨晚，有時這位病人已經不再回診了，只能說醫渡有緣人，沒有在對的時間遇到他。

還有另一種情況，很多醫師也遇過（也表示很多醫師真的用很多心血在病人身上），就是因為第一次治療無效，醫師花更多時間找文獻，研究相關症狀和治療方式，已經摩拳擦掌，準備他來的時候幫她好好檢測與治療。沒想到病人沒有出現，想必是失去信心了。

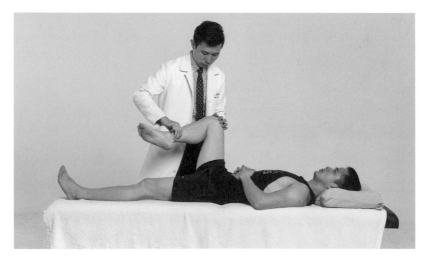

▲ 向大師汲取經驗是非常重要的事情！不知道多少次，我跨越國界向外國醫師研習時，一起上課的台灣醫師們會驚呼：「這就是我在臨床上的發現！」，殊不知在國外早已發展成一套完整的治療系統，效果更快速更卓越。

我學超音波的時候，老師講到某個構造造成某個症狀，我就想起這不就是某某某嗎？學到有關粒線體的作用與治療時，也常想到「啊，原來那個病人就是粒線體的問題啊！」學徒手運動治療，也總是等不及將它應用在明天上診的病人身上。

舉一個明確的例子，在上「頻率共振微電流治療 FSM」時，講師提到有些人全身的疼痛，尤其是足底也會痛，被診斷足底筋膜炎、纖維肌痛症，對止痛藥效果不佳，什麼樣的治療都做過了，甚至打針、開刀，都還是樣疼痛，原因是他的痛是脊髓壓迫來的！

我大吃一驚，因為這樣的病人很多，而這理論卻是以前從來沒有過的想法。椎間盤往後壓迫到脊髓，可能只有一點點，第一個壓到的就是足部，所以會有悶痛的感覺；因為足底不是根因，當然在

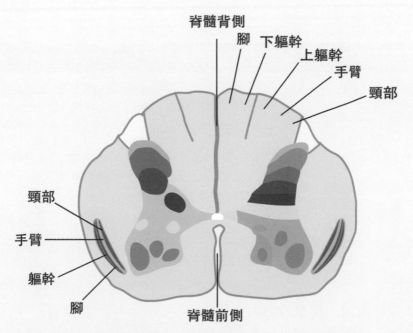

▲ 許多頑固性足底筋膜炎，除了整體筋膜鍊、動作控制問題，也要考慮脊髓壓迫。

足底怎麼打針都沒效。利用頻率共振微電流治療，做脊髓消炎的頻率（40/10），根據研究發炎指數降低、腦內嗎啡增加九倍，疼痛大幅改善。

曾有國外大師說：「你應該要為你兩年前的治療方式感到羞愧。」意思是如果你有持續在進步、追求新知的話，兩年後你的知識會不一樣，可以更有效地解決更多問題，會生氣兩年前的自己怎麼不知道這個療法！有些醫師、治療師會不停在網站上炫耀自己的療效有多好，我早期也會這樣，但是後來較少了，除非是很特別的經驗分享。醫師不是神，不可能治療好所有的病人，如果一位醫師一直覺得自己的治療方式所向無敵，便喪失了謙虛學習的心態。反而學愈多，愈應該對人體的奧妙感到敬畏、謙卑：因為總有治不好的病人，總有要學習的課題。對於當時治不好的病人，或許過些時日來找我，我又不一樣了。

足底筋膜炎症狀	參考治療方式
急性： 剛發生、發炎期	●小麥草、藥物、儀器治療，使用按摩球、拉筋板、腳趾分離器、足跟墊。 ●類固醇注射。
慢性： 已沒有發炎細胞，動作控制有變，可能有假性扁平足	●綜合分析研究發現，療效震波＞PRP注射（長期療效較佳）、肉毒桿菌注射＞自體全血注射、超音波。 ●評估足弓及整體筋膜鍊，徒手運動治療，訓練脛後肌、臀大肌等，可能需要客製化鞋墊。
難治性： 試過各種療法，還是療效不佳	●評估干擾場，神經療法。仍需搭配徒手運動治療。 ●評估膝反射、脊髓壓迫，頻率共振微電流治療、手術。

「精益求精」為的是感嘆人體的奧妙 ──

自我的渺小，不同人需要不同的治療方案！

◎ 增廣工具箱：「你治療你看到的，但你只能看到你知道的！」

上愈多課程，真的愈覺得人體的奧秘，我們應該用開放的心胸來看待醫學。同樣是腰痛，看不同的醫師、治療師，可能得到不同的解釋，如下表。馬斯洛的錘子定律告訴我們：「如果你只有一支錘子，那麼所有的東西看起來都像一個釘子。」

診間常有病人問我，「為什麼我的前一位醫師沒跟我說過這種療法？」我通常只回答「這個方法比較新。」但其實更多時候是有些人的工具箱只有一兩樣工具，譬如他只知道吃藥、開刀，那他也只能跟你推薦這兩樣工具；當然也可能他對其他療法是持反對或質疑態度的，所以不提。有時候可能世界上有個神秘的法寶，對於你的症狀有神奇的療效，唯有見多識廣、心胸開放的醫者知道，所以身為醫療者增廣見聞、擴展工具箱非常重要。

不同派別的醫師 / 治療師，對腰痛的不同看法：

工具模式派別	常見說法	可能盲點
神經根派	●「你這是坐骨神經痛」、「你長骨刺壓到神經」。 ●傳統醫學教育診斷腰痛用這套「模式」，也是最容易讓病人理解的說法。	真正的「坐骨神經痛」或「壓到神經」造成典型的皮節痛（dermatomal pain），比例可能遠比你想像的低！

（續下頁）

椎間盤派	●「你椎間盤突出壓到神經」。 ●椎間盤可能刺激到硬膜，涉及較多節神經，造成範圍較模糊的下背痛。	影像上看到椎間盤突出的比例非常高，不一定是造成你疼痛的原因。
小面關節派	●「這節腰椎向右旋」、「這裡的骨盆前轉，導致長短腳」。 ●別忘了 85% 的下背痛都是「非特異」的，用骨病學小面關節的模式來處理可能有幫助。	影像是難以判斷，需要醫師、治療師極佳的手感與技巧。
肌筋膜派	●「這段筋膜較緊，往上拉，導致足弓塌陷」、「這幾節關節的相對轉動不順」。 ●綜合分析筋膜的走向和向心、離心繃緊，整體看待人體。	Tom Myers 自己都說《解剖列車》並非解析身體的唯一方法。
內臟筋膜派	●「腰痛來自腰大肌和腎臟筋膜之間的沾黏」、「肝臟筋膜較緊導致右肩抬不起來」。 ●有時可以解決長年疼痛。	過於細微，仰賴醫師、治療師極佳的手感與技巧。病人一時無法理解。
激痛點派	●「腰痛來自腰方肌肌筋膜疼痛」、「你不是頸椎壓迫，是棘下肌的激痛點轉移到手指」。 ●效果立即。	太多激痛點還是要想脊椎、結構、內臟、化學的問題。
經絡派	●「你痛的點都在胃經上」、「腰痛委中求」。 ●針灸等中醫治療可改善。	有時嚴重的器質性問題無法解決。
周邊神經派	●「腰痛在上臀皮神經」、「頸椎神經點發炎，導致疼痛緊繃」。 ●打神經增生療法可立即改善。	有時嚴重的器質性問題無法解決。
動作控制派	●「腰痛是因為腰方肌一直在為臀大肌代償」、「橫膈肌的問題導致你前彎時疼痛」。 ●對病人「軟體」的問題非常有幫助。	有時嚴重的器質性問題（硬體）無法解決。
免疫派	●「磁振造影上看到椎間盤炎，曾經有嚴重的發炎或感染」、「突然間無來由的疼痛可能是皰疹」。 ●認為長期慢性疼痛和細菌、病毒、免疫反應有關。	急性期無法處理，確診需要時間。
身心靈派	●「疼痛讓你的腦改變了」、「頸痛、膝痛和你固執缺乏彈性有關」。 ●認知行為療法對許多慢性疼痛有效。	病人一時無法理解，或無法在第一時間敞開心胸。

我很佩服畢其功於一役的大師們，雖然上「SFMA 精選功能性動作評估」評估時，講師 Greg Rose 說先處理關節組織緊繃，再處理動作控制，可是神經動能療法的發明人 David Weinstock 幾乎可以用動作控制來處理一切問題，甚至改變動作控制後關節組織也放鬆了。甚至肌筋膜派、小面關節派（骨病學）、內臟筋膜派、周邊神經派、身心靈派，都有大師只用他們的方法就能解決大多數的問題。例如我們都以為是椎間盤的問題，可是專門做內臟筋膜的大師一樣用他的手法解決病人的問題了。

儘管如此，我認為大多數的病人或醫者，還是要多接觸各種療法，眼界不一樣，治療的效果就不一樣。然後找到自己擅長的，深入研究，期許自己像大師一樣，解決大多數病人的問題；但真的遇到需要其他療法的病人，懂得適時轉介。

美國骨內科學會的大師 Lenny Horwitz，我們多次邀請他來台，他的經典名言就是：「你治療你看到的，但你只能看到你知道的！」（You treat what you see, but you see what you know!）如果你或你的醫師、治療師完全不知道有這回事，眼中便看不到這個診斷，當然怎麼治療都效果不佳，或療效無法突破。有時候我們治療會遇到瓶頸，這時候就是需要重新評估、新療法介入。

◎ 精益求精：為什麼還要不停學習？

聽君一席話，勝讀十年書。

在我們引進課程的過程中，常會有醫師會有心有戚戚焉的感受：原來我想到的東西，國外數十年經驗的大師早就已經想到，並且整理歸納成極其完整的系統！這就是為什麼我們不斷地出國學習，

每次都有大開眼界、功力大增，吃了十顆大補丸的感覺。如果沒有出國見識，閉門造車，你永遠不知道國外做得多積極，各種治療經驗的腦力激盪有多麼精彩。這些內容自己體悟的話，可能行醫十幾二十年才體會得到，或許永遠都體會不到。藉由大師的親手傳承，數小時燒腦課程就立即吸收，怎不過癮！

彷彿在尋找真理，尋找生命意義一樣。有時候出國上課就像著了魔，上個這個，就想上那個，上了那個又有醫師推薦別的課程，於是又接著上，永遠上不完的課程。

例如每次去美國參加年會學習超音波或再生注射，總是會提到營養的重要！所以去上國際醫師靜脈營養課程（IIVNTP），認識了好幾位專家，總是提到功能醫學，發現它實在是傳統醫學失落的一環，所以開始學習。年會中又碰到神經動能療法（NKT）的發明人，以此為機緣認識了一堆大師，又被介紹去密西根州立大學上骨病學課程，認識更多大師；追本溯源，接觸了 NKT 的起源－應用肌動學（AK），就這樣在徒手運動治療的世界起了漣漪效應。

又例如，臭氧增生療法就是太多位美國的增生療法大師都推薦，甚至好幾位大師說他不知道不打臭氧，遇到有風濕免疫疾病、懷疑感染的病人該怎麼辦！所以毅然決然地隻身前往美國上課。在上臭氧課程時，竟然同時有兩位醫師（新加坡裔 Dr. Oon、台裔 Dr. Ou）不約而同跟我推薦 Dr. Dietrich Klinghardt 的自律反應測試和神經療法課程，就當我躊躇不決時，恰巧靜脈營養的兩位專家也跟我推薦，還說他的功力已經深不可測！這樣的同步性，叫我怎麼抗拒？

就這樣環環相扣，一個接一個永無止盡的學海，讓我了解到宇宙是如此的浩瀚。

◎ 永遠的真理尋覓者

有時候我也問自己，為什麼學習停不下來，我想就是決定追求真理和改變世界吧！美國東岸頂尖的萊姆病專家 Dave Ou 醫師曾說像我這樣的醫師是一個「尋覓者」（seeker）：「……全身投入幫助病人，當遇到無法解決的問題會跳脫現有的框架，並且無窮盡地拓展知識的極限。王偉全醫師不但是個尋覓者，也是把整合醫學帶入台灣的領導者。」

尋覓的過程也是找尋自我的過程。我相信古希臘哲學家亞里士多德的 Dialetheism（雙元真理論），我喜歡多樣性、喜歡平行宇宙、喜歡無限可能、喜歡虛擬式、喜歡薛丁格的貓。真理只有一個嗎？並不一定，如果有人提倡單一價值觀，說「這是真理！」我會立馬離開。諾貝爾文學獎得主--安德烈·紀德說：「對正在尋找真理的人，相信他們；對自認已經找到真理的人，懷疑他們。」

其實這跟本書－－《腰痛、膝蓋痛≠要開刀？PRP 增生療法醫師教你重啟超人的修復力》有關，如果你把追求疼痛的根因當作追求真理一樣的話，很多人迷失在誤以為根因只有一個，就像誤以為真理只有一個一樣，很多病人會問「我到底是椎間盤的問題？還是神經的問題？還是肌肉？」

奇怪了，你不可以都有嗎？你可以同時有很多原因造成你的疼痛，結構、化學、情緒，而且愈久愈複雜，所以才會需要「洋蔥式診斷／治療」。迷失在找尋唯一根因，造成心裡無法釋懷，如果問我精益求精、追求真理的路上發現了什麼，就是每多發現一個真理，就發現一個美麗新世界！

王偉全醫師的研習歷程

摘自：https://www.everanpmr.com/blank-2

- 2019/5/26 DNS 發明人 Pavel Kolar：DNS 在運動傷害的診斷、預防與治療應用

- 2019/5/3-5 Dr. Klinghardt's Brain Master & Core Lyme Solutions Conference 大腦大師及核心萊姆病治療會議

- 2019/4/19-21 William H. Devine, DO 神經淋巴反射臨床應用課程（Chapman Reflexes and Modern Clinical Applications in Visceral Dysfunctions）

- 2019/4/8-12 美國 Boulder《解剖列車》作者 Thomas Myers 的大體筋膜解剖課程（Fascial Dissection Course）

- 2019/3/30-31 CEDH 順勢療法醫學會課程

- 2019/3/9-10 Matthew Thie 施馬修「玩轉觸康健 ® 姿勢與反應性肌肉調和」FUN! with Touch for Health. Posture and Reactivity Balancing

- 2019/1/6 Dr. Kenneth West「原點重設療法」講座

- 2018/12/23 DIGIN 腸道功能醫學高峰論壇（瀚仕）

- 2018/12/22 Robert Schleip 台灣筋膜運動學高峰論壇（史塔克）

- 2018/9/14-24 Dr. Klinghardt's Immersion Week 美國西雅圖巴斯底爾自然醫學大學 Bastyr University 神經療法、自律反應測試課程 初階、二階、高階 Neural Therapy, Autonomic Response Testing (ART), Applied Psycho-Neurobiology (APN) Essentials and Energetic Detox

- 2018/9/10 Dr. Ben Lynch "Dirty Genes" 基因課程

- 2018/9/5 IFM 美國功能醫學會 AFMCP 認證

- 2018/9/1-2 2018 生活型態功能醫學會 老當憶壯 Healthy Aging and Cognition Health Dr. Jeffery Bland 功能醫學之父

- 2018/8/10-12 美國肌肉骨骼超音波 台灣 診斷進階課程 MSKUS Asia-Pacific Diagnostic Taiwan

- 2018/7/21-22 Dr. Kathy Dooley 精繪解剖課程 (Immaculate Dissection) level IV：頸椎、顳顎關節、手部、足部

- 2018/6/30-7/1 Jory Serota AYI 應用瑜珈整合課程

- 2018/6/17-20 內臟筋膜鬆動術 國際認證課程 Visceral Manipulation, VM3 (Rita

Benamor, DO)

- 2018/5/25 IFM 功能醫學介紹（Introduction to Functional Medicine）

- 2018/3/31-4/1 Let's bands 彈力帶 動作矯正專家（Niko Romm）

- 2018/3/1-4 Professional Applied Kinesiology 專業應用肌動學（Dr. Hans Garten）

- 2018/1/22-26 美國鳳凰城《解剖列車》作者 Thomas Myers 的大體筋膜解剖課程（Fascial Dissection Course）

- 2017/12/23「尼西」小傅老師－髖關節緊繃的救星：髖評估與矯正

- 2017/12/9-10 Ben Cormack 疼痛科學－國際大師的動作哲學

- 2017/11/11-12 Dr. Motti Ratmansky 乾針治療研習會 (Dry Needling Workshop)

- 2017/10/27-30 美國密西根州立大學（Michigan State University, MSU）骨病學徒手治療課程（輔助徒手治療的運動處方 Exercise Prescription as a Complement to Manual Medicine）

- 2017/10/14「情緒密碼」課程（講師：陳威廷）

- 2017/10/9-10「Redcord SMA Shoulder 肩關節治療」課程擔任日文翻譯（日本講師：山本泰三さん）

- 2017/9/23-25 內臟筋膜鬆動術 國際認證課程 Visceral Manipulation, LT1

- 2017/9/19-21 PSYCH-K® 虺趏

- 2017/9/15-17 SEAS 脊柱側彎矯正運動系列

- 2017/8/19 SoftX 師資培訓認證

- 2017/7/22-23 Dr. Kathy Dooley 精繪解剖課程 (Immaculate Dissection) level III：上肢

- 2017/7/16 Dr. Kathy Dooley 運動傷害矯正策略與預防研習會 (Corrective strategies and prevention of sports related injuries)

- 2017/6/3-6 內臟筋膜鬆動術 國際認證課程 Visceral Manipulation, VM2 (René Assink, DO)

- 2017/4/22-23 Dr. Carolyn McMakin 共頻治療（Frequency Specific Microcurrent, FSM）

- 2017/4/19-21 美國骨內科學會 AAOM 年會（西雅圖）

- 2017/4/1 Luigi Stecco 筋膜：連結東西方醫學的結締組織

- 2017/3/24-26 解剖列車 國際認證課程 Anatomy Trains in Structure

- 2017/3/11-14 內臟筋膜鬆動術 國際認證課程 Visceral Manipulation, VM1 (Dee Ahern, RPT)

- 2017/2/18-19 Dr. Emily Splichal 赤足訓練：復健專科（EBFA barefoot training and rehab for rehab specialist Taiwan workshop）Level 2

- 2017/1/7-9 動態神經肌肉穩定術（Dynamic Neuromuscular Stabilization, DNS）Basic A

- 2016/12/3-6 美國密西根州立大學（Michigan State University, MSU）骨病學徒手治療課程（徒手治療的原理 Principles of Manual Medicine）

- 2016/11/12-13 美國肌肉骨骼超音波 亞太診斷課程 MSKUS Asia-Pacific Diagnostic HK

- 2016/11/11 美國肌肉骨骼超音波 亞太診斷進階課程 MSKUS Asia-Pacific Diagnostic HK

- 2016/10/22-23 「美國臭氧治療學會」基礎臭氧增生療法課程 AAO, Beginning Prolozone® Course

- 2016/10/20-21 「美國臭氧治療學會」臭氧療法認證課程 AAO, Ozonotherapy Certification Course

- 2016/9/18 阿南老師 Adnan Tahirovic 骨病學瑜珈課程

- 2016/8/27-28 生活型態功能醫學會：抗炎心思維（功能醫學之父 Dr. Jeffery Bland）：9th Lifestyle Summit, Inflammation and pain management: innovative clinical solutions for managing chronic pain, inflammation, and cardiometabolic syndrome

- 2016/8/4-7 Vasyli Medical 下肢生物力學國際研習會 Lower Limb International Symposium

- 2016/7/24 Dr. Kathy Dooley 大型演講：功能性動作評估與矯正運動研討會 (Movement Assessment Seminar)

- 2016/7/22-23 Dr. Kathy Dooley 精繪解剖課程 (Immaculate Dissection) level II：下肢

- 2016/7/20-21 Dr. Kathy Dooley 精繪解剖課程 (Immaculate Dissection) level I：核心

- 2016/6/18-19 香港肌骼醫學會（HKIMM）肌肉骨骼超音波進修 @ 陳國維肌骼及家庭醫學中心（Keith Chan Musculoskeletal and Family Medicine Centre）

- 2016/6/11-12 精選功能性動作評估 level II, SFMA (selective functional movement assessment)

- 2016/6/9-10 精選功能性動作評估 level I, SFMA (selective functional movement assessment)

- 2016/6/4-5 聖地牙哥「國際醫師靜脈營養課程」進階：抗老化（Clinical Application of Anti-aging Intravenous and Intramuscular Support），IIVNTP (International IV Nutritional Therapy for Physicians)

- 2016/4/29-30 福岡ニューロキネティク療法（神經動能療法）NKT level 1 Workshop，擔任助教

- 2016/4/23-24 Dr. Emily Splichal 赤足訓練：復健專科（EBFA barefoot training and rehab for rehab specialist Taiwan workshop）Level 1

- 2016/3/17-18 紅繩神經學 Redcord Neurology（山本泰三さまと太田幸作さま）

- 2015/12/26-27 劉大元醫師的另類療法課程：傅爾電針、能量轉換、螫合療法、芳香療法、順勢醫學、花精、磁療

- 2015/12/19-20 情緒逆轉勝

- 2015/12/12-13 Vasyli Medical 進階足踝治療研習會（亞太地區）

- 2015/12/5-6「量子觸療」Quantum Touch Level 2

- 2015/11/28-29 神經動能療法 NKT level 3 Workshop

- 2015/11/5-8 溫哥華 國際醫師靜脈營養課程 IIVNTP (International IV Nutritional Therapy for Physicians) IV nutrition

- 2015/11/2-3 美國肌肉骨骼超音波 中階課程 MSKUS intermediate level with Dr. Thomas Clark

- 2015/10/23-24 美國肌肉骨骼超音波 訓練課程 MSKUS "train the trainers" special workshop with Dr. Thomas Clark, Stanley Lam, Mark Lai

- 2015/10/18 紅繩 Redcord Neurac 1 課程

- 2015/7/26, 8/9 Thrust Manipulation of the Spine, Pelvis, & Ribs

- 2015/7/12 肌肉能量技術與筋膜伸展療法 (Muscle Energy Techniques and Fascial Stretch Therapy)

- 2015/7/5 姿位放鬆術與神經肌肉技法

- 2015/6/14 SFMA/Anatomy Trains/Key Point Method 課程

- 2015/5/31 神經動能療法 NKT Level 2 Workshop

- 2015/4/29-5/2 美國骨內科學會第一屆全球再生注射醫學年會 AAOM 2015 Conference "1st World Congress on Interventional Regenerative Orthopaedic Medicine (IROM)", 32nd American Association of Orthopaedic Medicine Annual Conference and Scientific Sessions

- 2015/4/15 神經增生療法（大師級）Neural Prolotherapy Workshop (Master Class)

- 2015/3/23 內臟筋膜鬆動術前導課程 An Introduction to Visceral Manipulation

- 2014/10/5~2015/3/1 譚仕馨主任徒手治療課程

- 2015/1/31-2/7 美國骨內科學會 墨西哥增生療法義診 AAOM 2015 Cancun Prolotherapy and Regenerative Injection Therapy Workshop

- 2014/11/23 神經動能療法 NeuroKinetic Therapy level 1 認證

- 2014/10/26 SMaRT 肌筋膜放鬆技巧

- 2014/9/21「量子觸療」Quantum Touch Level 1

- 2014/8/30 Masa Takakura- Anatomy Trains 解剖列車臨床應用研習會

- 2014/7/20 美國肌肉骨骼超音波大體課程 Irvine MSKUS Cadaver Course

- 2014/7/15 神經增生療法（進階級）Neural Prolotherapy Training (Advanced Class)

- 2014/7/13 神經增生療法（入門級）Neural Prolotherapy Training (Introductory Class)

- 2014/5/17 陳建行醫師演講：頸椎超音波導引疼痛治療研習

- 2014/4 2014 第卅一屆美國骨內科學會年會 31st AAOM Annual Conference and Scientific Seminar Sports, Spine and Beyond

- 2013/4/21~2014/2/16 台灣脊骨矯治醫學會 Cyriax Orthopedic Medicine 核心課程

- 2014/1/4 生命樹顱薦筋膜釋放課程

- 2013/11/10 器械輔助治療系列（Ⅱ）- 骨關節操作板

- 2013/10/17-19 HHF 2013 年會與 Caring Medical 取經 The Anatomy, Diagnosis, and Treatment of Chronic Myofascial Pain with Prolotherapy

- 2013/9/29 涂德惠老師 礦谷力學療法研習

- 2013/5/26 朱奕豪 GRID 肌筋膜平衡課程

- 2012/12/16 ICB 鞋墊製作 下肢生物力學

- 2012/7/29 KATA 軟組織貼紮技術研討會 Soft Tissue Taping Method

- 2010/7/4 日本語能力試驗 N1 級合格

- 2009 中國醫藥大學推廣教育中心針灸研習班及格

特別
增訂

「慢性疼痛」治療的新概念與最新療法

探尋「疼痛源頭」的尋龍尺

一、注射療法 — 289

1. 再生注射治療（含增生療法）— 289
    A. 生物製劑 — 289
    B. 睪固酮增生療法（ProloTest）— 290
    C. 臭氧增生療法 — 293

2. 非再生注射治療 — 293
    A. TAME（發炎動脈止痛栓塞術）— 293
    B. 神經療法 — 295
    C. 迷走神經注射 — 296

二、非注射療法 — 297

1. 定頻微電流（Frequency Specific Microcurrent, FSM）— 297
2. 功能免疫學（Functional Immunology）、芳香療法 — 300
3. ScarWork 疤痕手療學 — 302

探尋「疼痛源頭」的尋龍尺 ——

　　繼 2019 年出版第一本著作《腰痛、膝蓋痛 ≠ 要開刀？ PRP 增生療法醫師教你重啟超人的修復力》醫療保健類書籍，引起廣泛的迴響，讓許多人認識到人體肌肉骨骼系統的複雜，並且更深入了解增生療法或再生注射療法的奧秘。驀然回首，台灣的疼痛治療界在這 10 年來經歷了翻天覆地的大改變，這一切的改變都是許多天時、地利、人和而促成，要感謝的人實在太多。但最重要的關鍵就是民眾的觀念在改變，已經開始認識到只是打消炎止痛針、打類固醇，並沒有辦法真正地改善症狀，而逐漸轉向更深入、更積極、更根本的治療方式，尤其是像增生療法這種「啟動自我療癒力」的治療方式。

　　近幾年我和更多疼痛治療的醫師交流後，也發現許多醫師有感於慢性疼痛的複雜性，例如在台灣疼痛醫學會，別開生面的談到腸腦軸、腸漏症等全身慢性低度發炎，對於慢性疼痛造成的影響。也談到大腦發炎（neuroinflammation）、迷走神經（自律神經失調）、病原體分子、下行抑制調節系統、中樞神經敏感化等醫學研究，對於慢性疼痛及纖維肌痛症所造成的影響。我也被邀請在台灣疼痛醫學會分享營養治療和生物等同性荷爾蒙療法在慢性疼痛治療的療效，這部分要感謝陳貞吟主任的臨床研究和推廣，許多疼痛患者甚至不需要局部注射，困擾多年的慢性疼痛便得到緩解，更全面地改善全身健康。台灣疼痛醫學會中更有許多疼痛治療的醫師，開始提供正念冥想、太極、紅繩或禪柔等運動治療、呼吸訓練、認知行為療法、功能醫學、神經調節器、自律神經節注射等多元的方式。

　　這幾次的台灣疼痛醫學會年會讓我大開眼界，感受到台灣醫界對於疼痛治療態度是開放的，我想探究其原因，並且配合我多年所學及

與國外疼痛治療大師交流的經驗，發展一個系統去更快速有效地評估病人疼痛的根源，也就是有沒有一個尋龍尺（dowsing），可以深挖造成疼痛的核心？

為了了解疼痛醫師的需求，我做了線上問卷，回收 85 位醫師的調查發現，88.2% 的醫師認為最困難的就是診斷！其中有六成的醫師發現許多病患治療後疼痛暫時改善，過沒多久就會打回原形，或一再復發。也有六成以上的醫師在臨床上會懷疑病人有內臟、營養、荷爾蒙或免疫的問題造成慢性發炎，導致慢性疼痛無法徹底解決，但卻難以跟病人開口。

這還不是這份調查結果讓我最驚訝的部分。而是當我詢問醫師們，你認為病人的疼痛和結構因素、生化因素、情緒因素的相關性有多高時（0 是完全無關，10 是完全相關），中位數分別是 9、6、8！也就是說，疼痛治療的臨床醫師，認為許多病人疼痛和情緒高度相關。這也呼應了國際疼痛研究協會（IASP）睽違 40 年於 2020 年改版疼痛的定義：「一種與實際或潛在組織損傷相關或類似，造成不愉快的感覺和情緒體驗」，並附加了六個關鍵注釋。包括：

1. 疼痛是很個人化的經驗，受生物、心理和社會因素的不同程度影響。

2. 疼痛（pain）和痛覺（nociception）是不同的現象，無法僅從感覺神經元的活動中推斷出疼痛。

3. 通過個人生命體驗，人們學會了疼痛的概念。

4. 一個人對疼痛經驗的報告應該受到尊重。

5. 儘管疼痛通常起著適應作用，但它可能對功能、社會心理健康產生不良影響。

6. 言語描述只是表達疼痛的行為之一；無法溝通並無法否定人類或非人類經驗疼痛的可能性。

對於致力於疼痛醫學的醫師們來說，是個重大的消息。對我來說，這份定義重新強調了疼痛與個人的生命經驗有關，並且尊重主觀表達，即使這個疼痛很有可能無法用任何客觀的儀器或檢查來衡量。也就是說，你有可能所有的檢查都是正常的，但是你就是極度疼痛。「慢性疼痛」，從來就不是一件簡單的事啊！

台灣疼痛治療的大改變不只是發生在醫師之間，也發生在物理治療界，許多物理治療師開始學習更多元、更全人的治療方式，甚至深入顱薦、內臟、神經肌肉控制、情緒釋放、頻率治療、能量治療等系統。

經過一番整合歸納，我研發了一套稱之為「InK 注射肌動學」的評估及治療系統，旨在「尋找根因，快速診治。」希望能夠幫助醫療人員在有限的時間內找到疼痛更深層的原因，什麼時候這個疼痛跟核心肌群有關？何時跟情緒、營養、呼吸、疤痕有關？並於 2022 年 8 月出版新書《疼痛先醫腦：慢性疼痛是大腦的壞習慣》，繼續深入探討疼痛源頭及可能的治療方式。

台灣增生療法醫學也不斷地茁壯成長，醫師們也不斷學習成長。我想分享這段期間疼痛發展的新概念和療法。簡單分類：

注射療法	1. 再生注射治療（含增生療法） 2. 非再生注射治療
非注射療法	1. 定頻微電流 2. 功能免疫學、芳香療法 3. 疤痕治療

一、注射療法

1. 再生注射治療（含增生療法）

再生注射治療（Regenerative Injection Therapy, RIT）尤其是在生物製劑的方面，有卓越的發展，相關的研究也越來越多。例如幹細胞、外泌體、粒線體、羊膜絨毛膜萃取物等，這些都是我們可以使用的工具，來幫助身體啟動自我修復的能力。

A. 生物製劑

新興注射製劑，如幹細胞，已經成為增生療法不可或缺的一部分，包括多能性幹細胞（multipotent MSCs）、間質前驅細胞（mesenchymal progenitor cells, MPCs）、脂肪組織前驅細胞幹細胞（adipose tissue progenitor stem cells, AD-MPCs）、脂肪組織間質幹細胞（adipose tissue mesenchymal stem cells, AD-MSCs）、骨髓間質幹細胞（bone marrow mesenchymal stem cells, BM-MSCs）、骨髓抽吸（bone marrow aspiration, BMA）、骨髓抽吸濃縮（bone marrow aspiration concentration, BMAC）、或微碎脂肪組織（micro fragmented adipose tissue, MFAT）等，可以有效緩解疼痛和改善運動功能。

外泌體（exosomes）說是最近最關注的生物製劑也不為過。它是由間質幹細胞（MSCs）在其周圍環境的刺激下分泌的納米級胞外囊泡，大小約在 50 ～ 200 納米之間。它可以被視為幹細胞的信使，攜帶著豐富的脂質、蛋白質和核酸，並且調節細胞功能，促進細胞間的溝通。也有許多研究證實了它具有強大的抗炎、抗纖維化和血管新生重塑能力。在疼痛治療界，外泌體廣受歡迎並且愈來愈普遍使用，主要原因當然就是其調節免疫和關節軟骨修復功能！外泌體可以促進軟骨細胞的增生並抑制細胞凋亡，刺激軟骨細胞產生基質成分，如蛋白聚

糖和膠原蛋白，有助於退化性關節炎。

很多人會好奇，外泌體和幹細胞到底有什麼差別？簡單來說，第一，外泌體是幹細胞分泌出來的囊泡。第二，研究顯示注射外泌體和注射間質幹細胞的效果沒有差異！但外泌體提供一種方便且有效的替代傳統幹細胞的方法來治療骨關節炎，比細胞治療更容易調節、更穩定，且有更少的安全風險。

但同前所述，在琳瑯滿目的再生醫學製劑中，考慮最佳療效與最少副作用及風險、不確定性的情況下，幾乎所有的文獻都認為 PRP 仍是最佳選擇。但最重要的是診斷！診斷錯了，你打再珍貴的東西都沒有用！

每個患者的具體狀況、症狀、嚴重度、體質偏向也都不一樣。應該與醫生進行充分的討論，了解各種治療選項的優點和缺點，以做出最佳的決定。同時，你的疼痛範圍越大、越複雜、越慢性，影響層面就越廣，就越有可能需要搭配本書一再提到的物理治療，結構、化學、情緒各個層面的治療，不是只靠打針就可以解決的。

B. 睪固酮增生療法（ProloTest）

根據研究，睪固酮能夠穿過血腦障壁，改善纖維肌痛症患者慢性疼痛的中樞敏感化。原因是在慢性疼痛的情況下，脊髓會產生一個叫做「P 物質」的發炎物質，持續發出疼痛訊號，並且增加芳香酶，消耗大量的睪固酮。睪固酮與肌腱韌帶的修復有關，並且終結這個慢性發炎的惡性循環，改善中樞敏感化，這個惡名昭彰並且讓許多醫師束手無策的慢性疼痛成因。

在我的經驗中，多數的慢性很多患者，不論男女，特別是開過刀、憂鬱症、長期使用止痛藥物的患者，也都極度缺乏睪固酮。睪固酮還

能降低類風濕性關節炎、多發性硬化症、紅斑性狼瘡、纖維肌痛症的發炎反應和中樞敏感化。

動物研究指出，睪固酮可以在成年雄性和雌性囓齒類動物中治療性地調節疼痛，方法是在脊髓背角痛覺傳導細胞中上調類鴉片劑的製造。而雄性激素和雌性激素接受器已被定位在痛覺系統的重要位置，如中腦 PAG 神經元和雄鼠的藍斑，這些都參與了下行疼痛抑制途徑。

男性的睪固酮在 20 歲左右到達巔峰，隨後開始下降，睪固酮低下也是我在整合門診中最常測到的荷爾蒙異常之一。當我們在美國學習增生療法時，有位啟蒙導師 Dr. Thomas Bond 將水溶性睪固酮引入他的增生療法方案中，並取名為「睪固酮增生療法」，旨在提升局部修復的療效，劑量只有荷爾蒙療法的十分之一。他深諳睪固酮在肌腱、關節、韌帶修復的關鍵作用。

男性的睪固酮濃度比女性高出 7 至 8 倍，這與較高的肌腱合成、較低的膝部鬆弛度和較高的肌腱剛度有關，這也呼應了增生療法的基本原理：穩定就是生存！

在人類前十字韌帶組織中也發現了睪固酮受體，在人類培養的肌腱細胞中投予高劑量的睪固酮，可以增加細胞數量並改變它們的表型。這對長期受疼痛困擾的患者及其醫生來說，是個天大的好消息：調整荷爾蒙環境，可能就是改善治療效果的神奇關鍵。

動物研究表明，睪固酮可能通過降低放鬆素受體的表達，減少腱和韌帶的鬆弛度。睪固酮也可能對腱和韌帶對訓練的適應有正面影響。

Marc N Dubick 和 Thomas H Ravin 等人進行的病例研究，結果更是令人振奮。他們對患有慢性下背痛的患者進行人類生長激素和睪固

哪些人適合睪固酮增生療法？	
1. 40 歲以上男性肌肉骨骼損傷	5. 慢性疼痛伴隨男性荷爾蒙失調或男性更年期症狀（如性慾下降、勃起功能障礙、體力減退、情緒變化、肌肉和骨骼質量減少等）
2. 長期慢性疼痛	6. 修復能力較差或緩慢者
3. 長期慢性壓力導致睪固酮低下	7. 荷爾蒙檢測有睪固酮低下者
4. 多次手術、疾病、衰老等，導致睪固酮濃度下降者	8. 運動傷害患者

酮的注射治療，患者的疼痛評分和 Oswestry 功能障礙指數自評顯著改善，這為慢性非椎間盤源性下背痛患者帶來了巨大的希望！

另一項倫敦醫學院的研究則顯示，睪固酮可以修復軟骨損傷。還有一項研究發現，因為使用止痛藥和其他疼痛藥物導致的雄激素缺乏症，在接受睪固酮補充療法後，男性患者的疼痛症狀、性慾、體組成和生活質量都有所改善。

但這個療法建議先經過荷爾蒙檢測，確認睪固酮濃度，在發現有嚴重異常的情況下會建議「荷爾蒙鉗形攻勢（dual hormone clamp）」。原因是身體內的另一種壓力荷爾蒙－皮質醇，會對修復造成負面影響。皮質醇會減少骨頭和膠原蛋白的形成，延長傷口癒合時間。而在壓力下，皮質醇會增加，睪固酮會降低。

既然兩者會同時發生，治療時也要兩者同時治療！因為皮質醇會增加疼痛信號，睪固酮會降低疼痛信號，也會促進修復。這屬於「生物等同性荷爾蒙療法」的範疇，我們只要知道，相關機制與中樞敏感

化、蛋白質合成有關即可。

C. 臭氧增生療法

當一條關節韌帶或肌腱處於慢性發炎的狀態，或當一條神經長期被壓迫，它是缺氧的，它的粒線體是無法產生能量。此時臭氧增生療法（Prolozone）可以派上用場。尤其在疫情後，許多人體的組織更是長期處於缺氧的狀態，臭氧一進到人體便會轉換成氧氣，提高氧氣利用率、活化粒線體、調節免疫。也有研究發現對於椎間盤問題、腕隧道症候群有不錯的療效。

2. 非再生注射治療

A.TAME （發炎動脈止痛栓塞術）

我認為 TAME 是近年來疼痛治療技術中的劃時代突破！ Dr. Yuji Okuno（奧野祐次醫師）是 TAME 的創始人，他發現許多慢性疼痛與「血管新生」有關。這種現象在日文中被稱為「モヤモヤ血管」，モヤの漢字是「靄」，所以靄靄血管指的是如煙似霧的新生血管網。於是他開始積極進行研究，發現這種治療方法對於疼痛的治療確實有效。他的發現改變了世界對疼痛治療的看法。

當他來到台灣的時候，我邀請他一起共進午餐。那次的聚餐中，我們用日文聊了兩個小時，有著深入的交流，他的熱情和親切給我留下了深刻的印象。我也邀請他來我們診所參觀。爾後，我以台灣增生療法醫學會理事長的身份，邀請他演講，隔兩週後我便赴日到他的診所跟診。我十分感謝有這次的學習機會，奧野醫師非常親切，任何問題他都會詳盡地回答。

他也因為發明這個療法，被邀請到世界各地演講，台灣也來了好

幾次，也與多位台灣醫師合作臨床研究。在台灣增生療法醫學會 2023 年的年會上，奧野祐次醫師闡述了 TAME 療法的前沿成果。目前發現對於網球肘、高爾夫球肘等各種肌腱炎、手指退化性關節炎、三角纖維軟骨損傷、足底筋膜炎、阿基里斯腱肌腱炎等疾病，療效卓越。

根據他的說法，這種治療方法對於非慢性期的類風濕性關節炎、自體免疫疾病造成的關節炎、痛風，甚至神經性疼痛、複雜區域性疼痛症候群，也很有幫助。文獻上對五十肩、膝蓋退化等各種退化性關節炎，也有幫助。而且最棒的是，它可以搭配其他治療，都是沒有互相牴觸的，甚至有加乘的效果。

TAME 使用的是一種可溶於水的結晶型廣效性抗生素作為暫時栓塞劑，能夠有效減少發炎微血管，從而達到長期療效。根據 Taguchi 和 Yamada 等人在 2021 年的研究，這種療法能在正常血管迅速恢復血流，只會阻斷發炎血管中異常新生血管，降低發炎反應，提供持久治療效果。

針對一組網球肘患者進行的初步研究顯示，在保守療法無效的情況下，100% 參與者體內均觀察到新生血管的存在。治療後一個月、三個月、六個月和二十四個月的跟蹤顯示，患者在手臂、肩膀和手部的功能障礙分數有顯著降低。其他臨床指標，如疼痛程度、患者自評網球肘狀態及無痛握力等亦有明顯改善。兩年後的 MRI 掃描結果顯示，與治療前相比，肌腱的纖維化和撕裂程度有所改善。

一項對七位患者的研究，包括髕骨肌腱炎、肩旋轉袖肌腱病變、足底筋膜炎、髂脛束症候群和阿基里斯肌腱炎等，發現栓塞術後患者的疼痛程度在術後第一天、一週、一個月及四個月均有顯著減輕。

這意味著，栓塞術為患者提供了一個減痛且持久的治療效果。此

外，TAME 療法在阿基里斯肌腱炎的應用研究中同樣顯示出其潛力。在傳統非手術治療無效的情況下，這種栓塞術為患者提供了另一種治療選項，能夠顯著減輕患者的疼痛。

B. 神經療法

在本書中有提到神經療法，跟注射在疤痕、神經叢，還提到體節治療（segmental therapy），利用體表與各個臟器的脊髓反射理論，治療各種器官和慢性疾病，當時書中就有寫到我的個人經驗「荊棘之冠」對「腦霧」有奇效！那時候甚至還沒有新冠疫情呢！而是我 2018 年在西雅圖接受怪病大師 Dr. Klinghardt 的神經療法，他 3 分鐘內把自車禍困擾我 18 年的腦霧治好了！

新冠之後，腦霧一詞大紅，也有許多醫師提出各種治療方式，大多需要一些藥物或保健品的幫忙，我不否認有其療效，但是 3 分鐘可以有機會搞定的治療，為什麼要漫長的調理過程呢？我在疫情期間也一再印證神經療法對於腦霧的神奇療效，有效到我直接在 2022 年加入北美神經療法學會（NAANT）以精進此技術。如果你身邊還有受腦霧所苦的朋友，請他務必找懂得神經療法的醫師，把腦霧治療變得再簡單不過！

該學會的 Dr. Jeff Harris 也分享神經療法在新冠中的應用，因為神經療法是一種針對自律神經系統功能失調的注射技術，而自律神經系統與免疫系統關係甚密。

目前研究發現纖維肌痛症患者接受神經療法後，其疼痛指數 VAS 由 8 分降低至 3.7 分，生活品質得到改善，焦慮和憂鬱症狀有所減輕。慢性下背痛患者治療後，疼痛指數 VAS 從 7.4 分減至 3.56 分，同時生活品質、功能狀況以及焦慮和憂鬱症狀亦得到改善。此外，骨盆腔疼

痛、偏頭痛、帶狀皰疹後神經痛、多發性硬化症等患者也可能從神經療法中獲益。

C. 迷走神經注射

我想邀請大家現在找一面鏡子，打開嘴巴看看喉嚨中的小鈴鐺，它叫「懸雍垂」，由迷走神經所控制，如果它歪一邊，表示你已經有「肉眼可見的自律神經失調」了！

迷走神經是近年來醫界非常矚目的話題。如同 Dr. Carolyn McMakin 說的「治療迷走改變一切！」

雖然它也是自律神經的一環（**重大的一環**），但我特別把它獨立出來，是因為它有自律神經以外更多的功效。迷走神經是人體與大腦之間的主要神經通道，負責調控聲帶、消化過程，包括胰臟分泌、胃酸、括約肌、腸蠕動等。它同時調節心跳、控制免疫系統、影響血糖和腎功能，並傳遞腹部的疼痛感覺。

身體各系統將感染、壓力或創傷的訊息傳遞至延腦，再轉達至中腦和邊緣系統的壓力中心。這些壓力中心影響大腦皮層，可能導致過度警覺、大腦發炎、腦霧和認知功能障礙。

壓力活化的邊緣系統會抑制迷走神經，抑制後的迷走神經會減慢消化速度，停止抑制炎症，不再抑制肝臟釋放葡萄糖，增加皮質醇的分泌，並抑制抗利尿激素的釋放。

迷走神經刺激器使用由來已久，於憂鬱症的治療中獲得批准。經顱電刺激的設備，如 Alpha Stim 透過耳部迷走神經，增加迷走神經張力，用於改善睡眠和憂鬱症。定頻微電流（FSM）也有相同效果，增加迷走神經張力可降低炎症，目前許多研究顯示大腦發炎會導致憂鬱。

迷走神經刺激器，亦顯示出改善阿茲海默症狀和長期病情的效果，因其降低大腦發炎，進而減緩認知衰退。迷走神經黏附於筋膜可能由心臟手術、甩鞭症候群、頸部手術、喉嚨痛、鼻竇感染等導致淋巴黏附，這會限制頸部的活動範圍。

迷走神經也會平衡免疫系統，當迷走神經將感染和生理或情緒創傷通知大腦，約 80% 的迷走神經纖維是從身體到大腦的傳入纖維。壓力、傷害、感染和威脅期間，中腦壓力中心會抑制迷走神經，使迷走神經停止抑制免疫系統，允許免疫系統通過發炎反應對抗傷害和感染。

這是個兩面刃，在當下緊急的情況下，我們的確會需要抑制迷走神經以產生發炎反應；但是時間過了之後，我們應該要有這個能力重啟迷走神經，利用其「膽鹼消炎路徑」清除發炎反應。

活化的方法很多，最直接的就是直接打針到迷走神經，許多人打了之後都有放鬆的感覺，我想這是療癒很好的開始。

二、非注射療法

1. 定頻微電流（Frequency Specific Microcurrent, FSM）

接續上段的迷走神經和自律神經的議題，這在慢性疼痛治療中，是治療的關鍵！如果不想打針，或者是狀況比較不穩定的病人，FSM 無疑是最佳選擇，甚至治療得更深入。

Dr. Carolyn McMakin 在 2023 年 11 月睽違三年再度來台授課，她把課程中大篇幅的重點放在「治療迷走改變一切！」因為它幾乎跟所有的慢性疼痛、慢性疾病、自體免疫疾病有關。

我在本書中也多次提到 FSM，它是體感難以覺察的微電流，但精

準的頻率可以與人體的各個器官組織共振，以達到治療的效果。我們知道細胞膜上面有許多受器，化學分子與受器結合，能夠啟動細胞內的訊息傳遞，而頻率就像是遠端遙控器直接與人體的分子與受器共振，而神經系統便是共振和調節效果最好的部分。啟動迷走神經的頻率是81/109赫茲，在課堂上可以明顯看到病人心率逐漸下降。迷走神經會因感染、壓力或創傷而關閉，重新啟動才能讓身體回到正軌。

除了迷走神經注射和FSM之外，還有哪些方式可以活化迷走神經呢？如果去了解Dr. Stephen Porges「多重迷走神經」，會發現他一再強調神經覺（neuroception），也就是神經迴路如何讀取環境中的危險信號。它是個無意識過程，用來區分情境或人物是安全還是危險。這個過程解釋了為什麼幼兒對照顧者微笑而對陌生人哭泣，或為什麼喜歡父母的擁抱，有時卻把陌生人的擁抱視為攻擊。

慢性疼痛的人就是這個幼兒，如果隨時隨地都覺得環境是危險的，迷走神經會一直被關閉，那麼療癒永遠無法發生，消炎無法發生。安心、感到安全是一切療癒的開始！

我很高興在遇到Mr. Voice陳威宇創辦人後，他提到「可以安全的犯錯」非常重要，也提到迷走神經在歌唱中的重要性。意氣相投，於是我馬上報名Mr. Voice謝祈中老師的課程，「歌唱思維訓練」中便提到「我可以唱不好，真的沒關係」。不知道為什麼，聽到這句話之後，放開控制，聲音反而變自由了！祈中老師觀察入微，總能用最讓人放鬆的方式，突破對我們聲音的限制。

在威宇老師的《唱出好聲音：顛覆你的歌唱思維，讓歌聲自由》（原水文化）一書中，可以感受到他對歌唱的熱忱，尤其那段他在北京徬徨失措時，一條動態安撫了他的心靈，令人動容，這段經文動態

是這麼說的：「我留下平安給你們；我將我的平安賜給你們。我所賜的，不像世人所賜的。你們心裡不要憂愁，也不要膽怯。」（約翰福音 14:27）

迷走神經的運動纖維負責驅動頸部、臉部的骨骼肌肉。所以你是否感到安全，都可以從你的面部表情中看出來。咽神經分支支配咽部、軟顎的條狀肌肉以及部分舌肌。迷走神經的上喉神經、返喉神經幾乎控制了所有咽喉的肌肉，所以迷走神經與發聲大有關係！

返喉神經負責調控我們的聲帶開合，一個分支使聲帶張開以讓我們呼吸，另一個分支則使肌肉閉合以讓我們說話。上喉神經的一個感覺分支傳遞腦部信號，告知何時咳嗽、清除痰液；一個運動分支則控制提高音調的肌肉，讓我們能夠說話或唱出更高的音。此外，肺部分支支配支氣管平滑肌；食道神經叢則支配整個食道的平滑肌。迷走神經纖維伴隨食道穿過橫膈膜，也支配心臟、腸道。

那什麼導致聲帶癱瘓？可能是腦部、頸部或胸部手術期間的傷害；頸部因跌倒或車禍造成的創傷；神經系統疾病，如中風、帕金森氏症、多發性硬化症、重症肌無力；感染，如病毒或細菌感染（如 COVID 病毒、萊姆病、單純皰疹病毒、EBV、CMV、HIV），也都有可能。這些情況通常是暫時性的，偶爾會持續較長時間。

我們要怎麼知道自己是否有迷走神經或自律神經失調呢？除了上述的觀看懸雍垂之外，醫學上偵測自律神經失調的工具，最常用的是「心率變異」（Heart Rate Variability, HRV），此外還有自律神經功能測試等，透過衡量對不同任務的汗水、血壓和心率反應，來反映自律神經系統的完整性；但相較之下心率變異檢測簡單方便很多。

這幾年來我做了非常多的 HRV 檢測，有一個很特別的發現，就是

它不總是那麼直覺的！有時候明明超級焦慮緊張的人，測出來卻是嚴重偏向副交感；有時候看起來疲勞無力的人，測出來卻是非常偏向交感。

要知道自律神經系統是人體內複雜的調節系統，負責無意識地調控心率、消化、呼吸等多種體內過程。人體的交感神經和副交感神經是自律神經的兩大分支，通常會有相對的活動性。但是，自律神經的調節並不總是直觀的，表面上的症狀和 HRV 測量結果間可能會有不一致性。

例如亢奮和失眠可能看似是交感神經活躍的跡象，但如果 HRV 測量顯示副交感神經活動增強，這可能是身體在長時間壓力或疲勞後試圖自我恢復和休息的跡象。此時最佳對策反而是提高日間的交感神經活性，身體的晚上便會慢慢放鬆下來。

相反地，一個看起來疲憊的人可能反而測出較高的交感神經活動，這可能是因為身體在努力維持警覺狀態以對抗疲勞。同理，此時最佳對策是提高夜間的副交感神經活性。

此外，HRV 受多種因素影響，包括生活壓力、睡眠質量、生理狀態等。因此，在評估自律神經功能時，應結合多種測量和臨床評估來獲得更準確的了解。對我來說相關性最高的，便是神經傳導物質、荷爾蒙檢測。檢測內容包括多巴胺、正腎上腺素、腎上腺素、血清素、組織胺、皮質醇、男性和女性荷爾蒙等。檢測結果和 HRV 相搭配，便可以有積極的作為，知道要調升或調降哪個部分，對自己的身心平衡最好。

2. 功能免疫學（Functional Immunology）、芳香療法

David Musnick, MD 醫師治療 SIBO（小腸菌叢過度增生）的鐵三

角是定頻微電流、神經療法、功能免疫學。為什麼這三者那麼重要呢？因為我們八成以上的免疫細胞在腸道，既然免疫與身體的發炎反應密不可分，加上自體免疫疾病最大的症狀之一也是疼痛，在治療慢性疼痛的時候，就不可避免地會需要治療到腸道。你不敢相信，有多少慢性下背痛，我是靠治療腸道徹底改善的。

過程中最大的困難會是 Th1 會被病毒的病原體所抑制，Th2 會被過敏原所提升；因此治療效果不好時，必須去找出這些阻礙療癒的因素。詳情請參考我的《疼痛先醫腦》一書，或先參考我錄製的 YouTube 影片和 Podcast。當然，要做這些治療，請務必找對功能醫學熟悉的醫師。

我們也可以發現功能免疫學三步驟中，會應用到許多中醫或自然醫學常見的草藥，自從加入了台灣芳香醫學醫學會後，更發現精油在療癒中驚人的效果，例如它是脂溶性的，可以很輕易地穿過血腦障壁、細胞膜、病原體的生物膜，治療到一般藥劑到不了的地方。

功能免疫學三步驟	
提升 Th1	甘草、紫錐草、薑、黃芩、香蜂草、刺檜｜冬蟲夏草、黃耆、香菇、大蒜、香蜂草、高麗參、小球藻、紅海藻、葡萄籽提取物、臭氧、黃連素、蘿蔔硫素（sulforaphane）
降低 Th2	柑橘類（如桔葉...）、紫蘇、含羞草、黃耆、咖哩葉｜茶胺酸、槲皮素（quercetin）、刺蕁麻、甘草、氫羥皮質酮（hydrocortisone）、去氫表雄酮（DHEA）、木犀草素（luteolin）
提升 Treg	薑黃、茶氨酸、白藜蘆醇、黑薑、蘿蔔硫素、維生素 A, D3

芳香療法之父 René-Maurice Gattefossé 說：「幾乎所有精油都有止痛特性！」治療慢性疼痛的過程中，芳香療法也逐漸成為我不可缺的工具，因為許多精油都有複雜的化學分子，有抗氧化、消炎、殺菌、抗憂鬱、調節自律神經、抗過敏、傷口修復、化瘀等作用；除了生理療效之外，精油最棒的就是還有心理療效，嗅覺能與我們的邊緣系統（情緒中樞）連結，不同植物的特性喚醒不同的生命記憶，更令人心情舒暢、療癒身心。

3.ScarWork 疤痕手療學

2023 年 11 月 23 ～ 26 日，我擔任中華全衡學會所舉辦神之手 Sharon Wheeler 疤痕手療學的即時翻譯。在本書第 187 ～ 196 頁我便提到疤痕的重要性，我也常在許多課程或演講中提到其重要性，或許因此汪作良醫師才特別邀請我來擔任課堂翻譯。本書中我提到七個處理疤痕的方式，直到上了這堂課，我對疤痕的影響和治療有更深切的認識。

老師 Sharon Wheeler 是世界的羅夫學（Rolfing）傳奇性人物，對疤痕治療有獨到的見解。我自己的疤痕便完全不一樣了，變得更淡且更平整，但是老師最在意的不是外觀，而是功能。以我自己為例，我在書中有提到我腳趾上的肥厚性疤痕，常常會很癢，穿襪子或鞋子的時候，都會感覺疤痕非常的刺激，影響我的步態。

在課程中，同學們發現這個疤痕過度敏感的現象，從膝蓋內側就開始了，所以應用了輕柔掃描的手法，安撫造成疤痕敏感的神經，甚至有點中樞敏感化的表皮神經。

此外我的疤痕當初是有植皮的，從我的鼠蹊部移植過去，治療中

也發現他們之間似乎有種神秘的連結，或許是量子糾纏或同源細胞親和力，當釋放我鼠蹊部的疤痕時，我腳趾上的疤痕也會麻麻的。

Sharon Wheeler 老師這時開了一個玩笑：「所以你的故事告訴我們，不要用鼠蹊部走路！」（因為疤痕上的皮膚是鼠蹊來的，意指我不是用原本腳趾的皮膚走路，是用鼠蹊部的皮膚和神經在走路）

課程中有非常多的練習，因應不同的疤痕有非常多的釋放手法。成果令人驚嘆：大部分的人都會覺得關節或筋膜更放鬆，甚至有人腰痛立馬改善，柔軟度增加，或者是膝蓋活動時再也不會有咔咔作響了。

不管是大刀闊斧的手術疤痕（甲狀腺手術、盲腸手術、膽囊手術、剖腹產、癌症手術）、腹腔鏡或關節鏡手術、引流管、燒燙傷、放射線治療疤痕，老師都有獨特的見解和治療方式，因為只要有刀子或器具經過都會造成組織滲液，這些滲液都會變成膠水形成沾黏。

老師說他有朋友是外科醫師，原本都不相信疤痕會造成什麼影響，直到他自己得癌症開了刀，這些沾黏讓他非常的不舒服，經老師治療後，整體活動度、腸胃蠕動及生活功能都大幅改善，才大嘆原來疤痕的影響這麼大！而幾乎每個人身上都有疤痕，你永遠不知道這個疤痕對你身體會不會造成什麼樣的影響。幸好我們現在有許多方法可以解沾黏。

主辦的汪作良醫師對於 ScarWork 療效的體會是「結構還原使微循環改善，將疤痕優化成正常組織」。願愈來愈多人重視並且愛護自己疤痕。

Dr.Me健康系列HD0163X

腰痛、膝蓋痛≠要開刀？PRP增生療法醫師教你重啟超人的修復力【最新增訂版】

作　　　者	王偉全	
選　書　人	陳玉春	
主　　　編	陳玉春	

行 銷 經 理	王維君	
業 務 經 理	羅越華	
總　編　輯	林小鈴	
發　行　人	何飛鵬	

出　　版	原水文化
	台北市民生東路二段141號8樓
	電話：（02）2500-7008　傳真：（02）2502-7676
	網址：http://citeh2o.pixnet.net/blog E-mail：H2O@cite.com.tw
發　　行	英屬蓋曼群島商家庭傳媒股份有限公司城邦分公司
	台北市中山區民生東路二段141號2樓
	書虫客服服務專線：02-25007718；25007719
	24小時傳真專線：02-25001990；25001991
	服務時間：週一至週五9:30～12:00；13:30～17:00
	讀者服務信箱E-mail：service@readingclub.com.tw
	劃撥帳號／19863813；戶名：書虫股份有限公司
香 港 發 行 所	香港發行／香港灣仔駱克道193號東超商業中心1樓
	電話：852-25086231 傳真：852-25789337
	電郵：hkcite@biznetvigator.com
	馬新發行／城邦（馬新）出版集團 Cite (M) Sdn Bhd
馬 新 發 行 所	41, Jalan Radin Anum, Bandar Baru Sri Petaling,
	57000 Kuala Lumpur, Malaysia.
	Tel:(603)90563833 Fax:(603)90576622 Email:services@cite.my
	電郵：services@cite.my

封 面 設 計	許丁文
美 術 設 計	秋語設計工作室
攝　　影	子宇影像工作室
運 動 示 範	楊浚泯（GYMEFIT-健身工作室：台灣極限勇士）
插　　畫	盧宏烈
製 版 印 刷	科億資訊科技有限公司
初　　版	2019年4月20日
二 版 一 刷	2024年1月18日
定　　價	550元

ISBN：978-626-7268-74-2 (平裝)
ISBN：978-626-7268-75-9 (EPUB)
有著作權・翻印必究（缺頁或破損請寄回更換）

特別感謝動作示範：
楊浚泯(GYMEFIT-健身工作室)

國家圖書館出版品預行編目(CIP)資料

腰痛、膝蓋痛≠要開刀?PRP增生療法醫師教你重
啟超人的修復力【最新增訂版】/王偉全著. -- 二
版. -- 臺北市：原水文化出版：英屬蓋曼群島商家
庭傳媒股份有限公司城邦分公司發行, 2024.01
　面；　公分. -- (Dr.Me健康系列；163X)
ISBN 978-626-7268-74-2 (平裝)

1.CST: 疼痛醫學　2.CST: 復健醫學
415.942　　　　　　　　　　　　112021579